Wasser und Salz

von

Eva Hahn

Ki Chi Ki
Kinesiologie - Chinesische Medizin – Kiefersfelden

Eva Hahn

Wasser und Salz

ISBN 3 - 935805 - 00 - 4

Umschlaggestaltung: Evi Kurz / Rainer Hahn ©

Printed by Ipoly, Komarno – Slowakei

ISBN 3 - 935805 - 00 - 4

Inhaltsverzeichnis

Das Wasser des Lebens	6
Wasser	13
Was ist Wasser?	13
Die verschiedenen Arten von Mineralwasser	14
MTVO	17
Babynahrungswasser	19
Fluoretten	20
Trinkwasser	30
Mineralstoffe im Trinkwasser	32
1. Calcium	33
2. Magnesium	36
3. Eisen	37
4. Kalium	40
5. Natrium	41
6. Chlorid	42
7. Zink	44
8. Kupfer	46
Schwermetalle im Wasser	47
Blei	49
Cadmium	50
Chrom	51
Cyanid	51
Fluorit	52
Nickel	53
Nitrat	54
Nitrit	55
Phophat	55
Quecksilber	55
Polycyclische aromatische Kohlenstoffe	57
Chlorkohlenwasserstoffe	58
Wie kommen Grenzwerte zustande?	60
Die Zelle	62

Pestizide	77
Tetrachlormethan	93
1.1.1.Tetrachlorethan	93
1.1.2.2. Tetrachlorethan	84
Medikamente	94
1. Hormone	94
a) Östrogen	94
b) Hypophyse	95
c) Antibiotika	96
d(Zytostatika	97
e) sonstige Medikamente	97
f) Verstorbene	97
Aufbereitung von Trinkwasser	103
Wie kommen Sie an lebendiges Wasser?	106
a) die „körperliche“ Quelle	106
b) die „elektrische“ Quelle	107
c) die „mentale“ Quelle	107
d) die „synergistische“ Quelle	108
Salz ist wertvoller als Gold	112
Was ist Salz?	121
Wie wirkt Salz in uns?	121
Wie entstand Salz?	122
a) Alkalisalze	123
b) Erdalkalisalze	123
c) Kalisalze	123
d) Meersalz	123
e) Salzsole	123
f) Siedesalz	124
g) Steinsalz	125
Wozu braucht unser Körper Mineralsalz?	130
Was kann das Mineralsalz?	134
1. Radioaktivität	134

2. Neutralisation mit Mineralsalz	134
a) körperlich	135
b) psychisch	135
c) mental	135
3. Information	135
Krebs	136
Darm	136
Verkalkung	137
Zähne	137
Unterzucker	137

Das Wasser des Lebens Gebrüder Grimm

Es war einmal ein König, der war krank, und niemand glaubte, daß er mit dem Leben davonkäme. Er hatte aber drei Söhne, die waren darüber betrübt, gingen hinunter in den Schloßgarten und weinten.

Da begegnete Ihnen ein alter Mann, der fragte sie nach ihrem Kummer. Sie sagten ihm, ihr Vater wäre so krank, daß er wohl sterben würde, denn es wollte ihm nichts helfen.

Da sprach der Alte: „Ich weiß noch ein Mittel, das ist das Wasser des Lebens. Wenn er davon trinkt, so wird er wieder gesund. Es ist aber schwer zu finden."

Der Älteste sagte: „Ich will es schon finden", ging zum kranken König und bat ihn, er möchte ihm erlauben, auszuziehen, um das Wasser des Lebens zu suchen, denn das könnte ihm allein helfen. „Nein", sprach der König, „die Gefahr dabei ist zu groß, lieber will ich sterben." Er bat aber so lange, bis der König einwilligte. Der Prinz dachte in seinem Herzen: Bringe ich das Wasser, so bin ich meinem Vater der Liebste und erbe das Reich.

Also machte er sich auf und als er eine Zeit lang fortgeritten war, stand da ein Zwerg auf dem Weg, der rief ihn an und sprach: „Wohin so geschwind?"

„Dummer Knirps", sagte der Prinz ganz stolz, „das brauchst du nicht zu wissen", und ritt weiter.

Das kleine Männchen aber war zornig geworden und hatte einen bösen Wunsch getan. Der Prinz geriet bald hernach in eine Bergschlucht und je weiter er ritt, je enger taten sich die Berge zusammen und endlich ward der Weg so eng, daß er keinen Schritt weiterkonnte, es war nicht möglich, das Pferd zu wenden oder aus dem Sattel zu steigen und er saß da wie eingesperrt. Der kranke König wartete lange Zeit auf ihn, aber er kam nicht.

Da sagte der zweite Sohn: „Vater laß mich ausziehen und das Wasser suchen“, und dachte bei sich: Ist mein Bruder tot , so fällt das Reich mir zu. Der König wollte ihn anfangs auch nicht ziehen lassen, endlich gab er nach. Der Prinz zog also auf demselben Weg fort, den sein Bruder eingeschlagen hatte und begegnete auch dem Zwerg, der ihn anhielt und fragte, wohin er so eilig wollte.

„Kleiner Knirps“, sagte der Prinz, „das brauchst du nicht zu wissen“, und ritt fort, ohne sich weiter umzusehen.

Aber der Zwerg verwünschte ihn und er geriet wie der andere in eine Bergschlucht und konnte nicht vorwärts und rückwärts.

So gehts aber den Hochmütigen.

Als auch der zweite Sohn ausblieb, so erbot sich der Jüngste auszuziehen und das Wasser zu holen und der König mußte ihn endlich ziehen lassen. Als er dem Zwerg begegnete und dieser fragte, wohin er so eilig wolle, so hielt er an, gab ihm Rede und Antwort und sagte: „Ich suche das Wasser des Lebens, denn mein Vater ist sterbenskrank.“

„Weißt du auch, wo das zu finden ist? „ - „Nein“, sagte der Prinz. „weil du dich betragen hat, wie sich's geziemt, nicht übermütig wie deine falschen Brüder, so will ich dir Auskunft geben und dir sagen, wie du zu dem Wasser des Lebens gelangst. Es quillt aus einem Brunnen in einem Hofe eines verwünschten Schloßes, aber du dringst nicht hinein, wenn ich dir nicht eine eiserne Rute gebe und zwei Laiberchen Brot. Mit der Rute schlag dreimal an das eiserne Tor des Schlosses, so wird es aufspringen. Inwendig liegen zwei Löwen, die den Rachen aufsperren, wenn du aber jedem ein Brot hineinwirfst, so werden sie still und dann eile dich und hol das Wasser des Lebens, bevor es zwölf schlägt, sonst schlägt das Tor wieder zu und du bis eingesperrt.“

Der Prinz dankte ihm, nahm die Rute und das Brot und machte sich auf den Weg. Und als er anlangte, war alles so, wie der Zwerg gesagt hatte. Das Tor sprang beim dritten Rutenschlag auf und als er die Löwen mit dem Brot besänftigt hatte, trat er in das Schloss und kam in einen großen schönen Saal. Darin saßen verwunschene Prinzen, denen zog er die Ringe vom Finger, dann lag da ein Schwert und ein Brot, das nahm er weg. Und weiter kam er in eine Zimmer, darin stand eine schöne Jungfrau, die freute sich, als sie ihn sah, küßte ihn und sagte, er hätte sie erlöst und sollte ihr ganzes Reich haben und wenn er in einem Jahr wiederkäme, so sollte die Hochzeit gefeiert werden. Dann sagte sie ihm auch, wo der Brunnen wäre mit dem Lebenswasser, er müßte sich aber eilen und daraus schöpfen, ehe es zwölf schlüge.

Da ging er weiter und kam endlich in ein Zimmer, wo ein schönes, frisch gedecktes Bett stand, und weil er müde war, wollte er erst ein wenig ausruhen. Also legte er sich und schlief ein. Als er erwachte, schlug es drei Viertel auf zwölf. Da sprang er ganz erschrocken auf, lief zu dem Brunnen und schöpfte daraus mit einem Becher, der daneben stand und eilte, daß er fortkam. Wie er eben zum eisernen Tor hinausging, da schlug es zwölf und das Tor schlug so heftig zu, daß es ihm noch ein Stück von der Ferse wegnahm.

Er aber war froh, daß er das Wasser des Lebens erlangt hatte, ging heimwärts und kam wieder an dem Zwerg vorbei. Als dieser das Schwert und das Brot sah, sprach er: „Damit hast du großes Gut gewonnen, mit dem Schwert kannst du ganze Heere schlagen, das Brot aber wird niemals alt."

Der Prinz wollte ohne seine Brüder nicht zu dem Vater nach Haus kommen und sprach. „Lieber Zwerg, kannst du mir nicht sagen, wo meine zwei Brüder sind? Sie sind früher als ich nach dem Wasser des Lebens ausgezogen und sind nicht wieder-gekommen."

„Zwischen zwei Bergen stecken sie eingeschlossen", sprach der Zwerg, „dahin habe ich sie verwünscht, weil sie so übermütig waren.“ Da bat der Prinz so lange, bis der Zwerg sie wieder losließ, aber er warnte ihn und sprach: „Hüte dich vor ihnen, sie haben ein böses Herz.“

Als seine Brüder kamen, freute er sich und erzählte ihnen, wie es ihm ergangen wäre, daß er das Wasser des Lebens gefunden und einen Becher voll mitgenommen und eine schöne Prinzessin erlöst hätte, die wollte ein Jahr lang auf ihn warten, dann sollte Hochzeit gehalten werden und er bekäme ein großes Reich.

Danach ritten sie zusammen fort und gerieten in ein Land, wo Hunger und Krieg war, und der König glaubte schon, er müsse verderben, so groß war die Not. Da ging der Prinz zu ihm und gab ihm das Brot, womit er sein ganzes Reich speiste und sättigte. Und dann gab ihm der Prinz auch das Schwert, damit schlug er die Heere seiner Feinde und konnte nun in Ruhe und Frieden leben. Da nahm der Prinz sein Brot und Schwert wieder zurück und die drei Brüder ritten weiter.

Sie kamen aber noch in zwei Länder, wo Hunger und Krieg herrschten und da gab der Prinz den Königen jedes Mal sein Brot und Schwert und hatte nun drei Reiche gerettet. Und danach setzten sie sich auf ein Schiff und fuhren übers Meer. Während der Fahrt, da sprachen die beiden Ältesten unter sich. „Der Jüngste hat das Wasser des Lebens gefunden und wir nicht, dafür wird ihm unser Vater das Reich geben, das uns gebührt, und er wird unser Glück wegnehmen.“ Da wurden sie rachsüchtig und verabredeten miteinander, daß sie ihn verderben wollten. Sie warteten, bis er einmal fest eingeschlafen war, da goßen sie das Wasser des Lebens aus dem Becher und nahmen es für sich, ihm aber gossen sie bitteres Meerwasser hinein.

Als sie nun daheim ankamen, brachte der Jüngste dem kranken König seinen Becher, damit er daraus trinken und gesund werden sollte. Kaum aber hatte er ein wenig von dem bitteren Meerwasser getrunken, so ward er noch kränker als zuvor. Und wie er darüber jammerte, kamen die beiden ältesten Söhne und klagten den Jüngsten an, er hätte ihn vergiften wollen, sie brachten ihm das rechte Wasser des Lebens und reichten es ihm. Kaum hatte er davon getrunken, so fühlte er seine Krankheit verschwinden und war stark und gesund wie in seinen jungen Tagen.

Danach gingen die beiden zu dem Jüngsten, verspotteten ihn und sagten: „Du hast zwar das Wasser des Lebens gefunden, aber du hast die Mühe gehabt und wir den Lohn. Du hättest klüger sein und die Augen aufbehalten sollen, wir haben dir's genommen, während du auf dem Meere eingeschlafen warst, und übers Jahr, da holt sich einer von uns die schöne Königstochter. Aber hüte dich, daß du nichts davon verrätst, der Vater glaubt dir doch nicht und wenn du ein einziges Wort sagst, so sollst du noch obendrein dein Leben verlieren, schweigst du aber, so soll dir's geschenkt sein."

Der alte König war zornig über seinen jüngsten Sohn und glaubte, er hätte ihm nach dem Leben getrachtet. Also ließ er den Hof versammeln und das Urteil über ihn sprechen, daß er heimlich sollte erschossen werden.

Als der Prinz nun einmal auf die Jagd ritt und nichts Böses vermutete, mußte des Königs Jäger mitgehen. Draußen, als sie ganz allein im Wald waren und der Jäger so traurig aussah, sagte der Prinz zu ihm: „Lieber Jäger, was fehlt dir?"

Der Jäger sprach: „Ich kann's nicht sagen und soll es doch." Da sprach der Prinz: „Sage es heraus, was es ist, ich will dir's verzeihen."

„Ach", sagte der Jäger, „ich soll Euch erschießen. Der König hat mir's befohlen."

Da erschrak der Prinz und sagte: „Lieber Jäger, laß mich leben, dann geb ich dir mein königliches Kleid, gib mir dafür dein schlechtes."

Der Jäger sagte: „Das will ich gerne tun, ich hätte doch nicht nach Euch schießen können."

Da tauschten sie die Kleider und der Jäger ging heim, der Prinz aber ging weiter in den Wald hinein.

Über eine Zeit, da kamen zu dem alten König drei Wagen mit Gold und Edelsteinen für seinen jüngsten Sohn. Sie waren aber von den drei Königen geschickt, die mit des Prinzen Schwert die Feinde geschlagen und mit seinem Brot ihr Land ernährt hatten und die sich dankbar bezeigen wollten.

Da dachte der alte König: Sollte mein Sohn unschuldig gewesen sein? und sprach zu seinen Leuten: „Wäre er noch am Leben, wie tut mir's so leid, daß ich ihn habe töten lassen."

„Er lebt noch", sprach der Jäger, „Ich konnte es nicht übers Herz bringen, Euern Befehl auszuführen", und sagte dem König, wie es zugegangen war.

Da fiel dem König ein Stein vom Herzen und er ließ in allen Reichen verkündigen, sein Sohn dürfte wiederkommen und sollte in Gnaden aufgenommen werden.

Die Königstochter aber ließ eine Straße vor ihrem Schloß machen, die war ganz golden und glänzend, und sagte ihren Leuten, wer darauf geradewegs zu ihr geritten käme, das wäre der Rechte und den sollten sie einlassen, wer aber daneben käme, das wäre der Rechte nicht und den sollten sie auch nicht einlassen. Als nun die Zeit bald herum war, dachte der Älteste, er wollte sich eilen, zur Königstochter gehen und sich für ihren Erlöser ausgeben, da bekäme er sie zur Gemahlin und das Reich daneben.

Also ritt er fort und als er vor das Schloß kam und die schöne goldene Straße sah, dachte er: Das wäre jammerschade, wenn du darauf rittest - lenkte ab und ritt rechts danebenher. Wie er aber vor das Tor kam, sagten die Leute zu ihm, er wäre der Rechte nicht, er sollte wieder fortgehen.

Bald darauf machte sich der zweite Prinz auf und wie der zur goldenen Straße kam und das Pferd den einen Fuß darauf gesetzt hatte, dachte er, es wäre jammerschade, das könnte etwas abtreten - lenkte ab und ritt links nebenher. Wie er aber vor das Tor kam, sagten die Leute, er wäre der Rechte nicht, er sollte wieder fortgehen.

Als nun das Jahr ganz herum war, wollte der Dritte aus dem Wald fort zu seiner Liebsten reiten und bei ihr sein Leid vergessen. Also machte er sich auf und dachte immer an sie und wäre gerne schon bei ihr gewesen und sah die goldene Straße garnicht. Da ritt sein Pferd mitten darüber hin und als er vor das Tor kam, ward es ihm aufgetan, und die Königstochter empfing ihn mit Freuden und sagte, er wär ihr Erlöser und der Herr des Königreichs und ward die Hochzeit gehalten mit großer Glückseligkeit.

Und als sie vorbei war, erzählte sie ihm, daß sein Vater ihn zu sich entboten und ihm verziehen hätte. Da ritt er hin und sagte ihm alles, wie seine Brüder ihn betrogen und er doch dazu geschwiegen hätte. Der alte König wollte sie strafen, aber sie hatten sich aufs Meer gesetzt und waren fortgeschifft und kamen ihr Lebtag nicht wieder.

Wasser

Haben Sie bei Ihrer Gemeinde schon einmal einen Aushang mit den neuesten Ergebnissen der Wasseruntersuchung gesehen? Wurden Sie über die einzelnen Werte aufgeklärt? Wo wird das Abwasser hingeleitet? Warum haben unsere Gemeinden es noch immer nicht geschafft, zwei Wasserkreisläufe einzurichten? Einen für Brauchwasser und einen für Trinkwasser? Fragen über Fragen. Doch fangen wir mutig an.

Was ist Wasser?

Es ist eine helle, klare, geruchlose Flüssigkeit, in der sich einiges tummelt. Nehmen wir wieder einmal ein Elektronenmikroskop zu Hilfe. Sie sehen Atome unterschiedlicher Größe, die von Elektronen umschwirrt werden. Wie in einer Partnerschaft gibt es Atome, die einander anziehen oder abstoßen. Es gibt dicke Grabscher, die sich von anderen ein paar Elektronen klauen, dadurch negativ geladen sind, den Namen Anion tragen und schwache Erdulder , derer von Kation, die sich Elektronen nehmen lassen und positiv werden.

Stellen wir den Stammbaum der Minerale auf

Anionen	Kationen
Chlorid	Natrium
Sulfat*	Kalium
Hydrogencarbonat*	Calcium
	Magnesium
	Eisen

Diese * Verbindungen sind fünfteilig und aus einer Sechserbeziehung ist ein einzelnes Atom ausgebrochen, wollte sich selbständig machen und vagabundiert als Kation durch das Wasser.

Und der Preis für diese Freiheit? Es mußte ein paar Elektronen zurücklassen. Dafür kann es jetzt machen, was es will. Mit Myriarden anderer Unvollständiger pilgert es durch das glitschige Naß, und sie alle werden zum Strom, der im Wasser fließt. Hier befindet sich auch der Ursprung des Lebens: Die Fähigkeit, sich aus einer festen Verbindung zu lösen und ein Einzelner zu werden. So wie aus losgelöstem Samen und Ei neues Leben entstehen kann.

Die verschiedenen Arten von Mineralwasser

1. Heilwasser

Es wird aus einer oder mehreren Heilquellen gewonnen. Es dient zur Vorbeugung, Linderung und Heilung von Krankheiten. Es kann als „frei verkäufliches Arzneimittel oder „Fertigarzneimittel" verkauft werden und ist in der Regel teurer als „normales" Mineralwasser.

a) Chloridwasser, Natriumwasser

Kommt es zu einer Verbindung von Chlor und Natrium, entsteht eine wässrige Kochsalzlösung, die angezeigt ist nach starken Salzverlusten, nach Sport, nach Erbrechen und Schwitzen.

b) Hydrogencarbonatwasser

Sehen Sie sich das Label an. Man erkennt Hydrogencarbonat an der Formel HCO3. Es wirkt bei Nierenstörungen, Diabetes, Gichtleiden, sowie säureregulierend, z.B. bei zu viel Magensäure.

c) Sulfatwasser

In diesem Wasser ist sehr viel Schwefel gebunden, es schmeckt leicht bitter und hilft bei einer alkoholgebeutelten Leber, Gallenleiden, Aufstoßen und Verstopfung.

2. Sauerbrunnen

Hier perlt das Wasser ganz natürlich mit Kohlensäure aus dem Berg gilt als frisch und anregend, sollte nicht von Asthmakranken genossen werden, weil die Kohlensäure verhindert, daß Sauerstoff aufgenommen wird. Es kommt zur Übersäuerung des Körpers.

Merken Sie was? Da werden Sie immer wieder mit erhobenem Zeigefinger von Ihrem Arzt vor einer Übersäuerung gewarnt, doch keiner sagt Ihnen, daß kohlensäurehaltiges Wasser den Körper übersäuert. Das kommt daher, daß ihm Säure zugeführt wird, die er eigentlich abatmet. Dadurch stimmt die Sauerstoffbilanz nicht mehr. Die Zellen bekommen zu wenig Brennstoff und verschlakken.

Gehen Sie einmal durch Deutschlands Getränkemärkte und suchen Sie nach einem guten Wasser ohne Kohlensäure. Da werden Sie außer weitgereisten, toten Wässern aus Frankreich in Plastikflaschen nichts finden. Der Deutsche wurde bereits vor Jahren mühsam an Kohlensäure gewöhnt - offiziell „entkeimt“ sie das Wasser, doch den Effekt eines Todes auf Raten sagt Ihnen keiner.

3. Stilles Mineralwasser

Ein irreführender Name. So still, wie es klingt, ist es nicht. Es hat nur wenig Kohlensäure und bizzelt weniger, es ist allerdings auch ein saures Wasser.

4. Quellwasser

Es ist still und röchelt nicht vor sich hin. Es ist keine Kohlensäure enthalten und auf jeden Fall dem Genuß von totem oder Sprudelwasser vorzuziehen. Wenn es nitratfrei ist, ist es ein wunderbares Medikament, das Schadstoffe, wie Schwermetalle und chemische Stoffe aus dem Körper leiten kann. Leider kenne ich nur eine Quelle, die diesen Ansprüchen standhält.

Eine Kleinigkeit möchte ich hier noch erwähnen. Als ein Hersteller auf seine Flaschen „natürliches Quellwasser" schrieb, wurde er angezeigt. Bei den eifrigen Beamtlein, versteht sich. Diese fanden dieses Anschwärzen gerechtfertigt und untersagten dem Wasserbetreiber, das Wort „natürlich" vor sein Quellwasser zu schreiben. Es „verunsichere" den Verbraucher. Auf den Mineralwasserflaschen darf es stehen. Verstehe das, wer will. Ich nicht.

5. Tafelwasser

ist ein künstlich hergestellter Mischmasch aus Leitungs-, Meer-, Mineralwasser und Soda. Symptome: siehe bei dem jeweiligen Stichwort.

Es ist ein Zusammengepantsche aus verschiedenen Zutaten. Sie können Calciumchlorid, Natrium-Natriumhydrogen-Calcium- und Magnesiumcarbonat zufügen, Kohlendioxid und natürliches salzreiches Wasser. Sie dürfen Wasser entziehen und durch Mineralwasser ersetzen. Eine absolute Schönheit, dieses Wasser. Sehen Sie sich die Schadstoffe im Trinkwasser an, die gleichen haben Sie zu einem teureren Preis im Tafelwasser. Wo dies alles steht? Hier sind wieder einmal unsere kleinen Beamtlein am Werk gewesen und haben die geschaffen. Ein rühmliches Werk, das sie uns hinterlassen haben. Von unseren Steuergeldern bezahlt. Was sich da in den klitzekleinen Gehirnen abgespielt haben mag, kann kein Normaldenkender nachvollziehen.

Es gibt eine schöne Definition, die sich unsere Beamtlein zurechtgeschustert haben.

Mineralwasser - Definition nach der MTVO (Mineral- und Tafelwasserverordnung)

„Das Wasser entstammt einem unterirdischen Wasservorkommen, vor Verunreinigungen geschützt und wird aus einer oder mehreren natürlich oder künstlich erschlossenen Quellen gewonnen.“

Hoppla, künstlich erschlossene Quelle? Es ist dem Beamtlein egal, ob Sie lebendiges oder totes Wasser bekommen. Bei einer künstlich erschlossenen Quelle wird das Wasser hochgepumpt, ob es reif ist oder nicht. Hauptsache naß, geruchlos und dem biochemischen Gesetz genügend. Nach der Biophysik, dem Leben, wieviele Biophotonen es enthält und damit Zellnahrung, fragt keiner. Daß unsere ganz Schlauen da lebensunfähige Frühgeburten ans Licht holen, soweit können die nicht denken. Diese Gehirnfunktion gibt es nicht. Und Nachdenken ist eh nicht gerade ihre Stärke, da fühlt sich unser Beamtlein total überfordert. Doch sehen wir einmal weiter.

Mineralwasser ist von ursprünglicher Reinheit

so,so, eine tote Frühgeburt ist also etwas Natürliches

besitzt eine ernährungsphysiologische Wirkung

Wasser ist nur dann Leben, wenn es lebt. Bei totem Wasser können Sie so viele „gesunde“ Minerale einfüllen, wie Sie wollen, es bleibt tot. Nehmen Sie Ihren verblichenen Opa und bedecken Sie ihn mit frischen Blumen. Dadurch, daß Sie ihm etwas Lebendiges auf den Bauch binden, wird er auch nicht mehr auferstehen und fängt irgendwann fürchterlich zu stinken an. Aber, so denkt sich das Beamtlein, die Leute müssen sowieso einmal sterben, dann können sie gleich totes Wasser trinken, dann es geht schneller.

ist amtlich anerkannt

ja,ja, das ist wichtig. Das Stempelchen eines geschäftigen, rührigen Beamtlein, das ihm selbst testiert, wie gut es war. Wo es seinen Servus drunterschreibt, ist ihm im Grunde egal. Hauptsache, es kann sich irgendwo verewigen und profilieren. Meist hat es eh zuhause nichts zu melden. Und wenn sich das brave Beamtlein in seiner Entscheidung getäuscht hat? Es ist auch nur ein Mensch, glaubt es, ganz in Unschuldsmiene gehüllt. Ich wäre mir da nicht so sicher, ob es nicht zur Schlange ohne Rückgrat mutiert und versucht, sich aus seinen Fehlern herauszuwinden und wie im Paradies anderen die Schuld zuzuzischeln.

Bei der Anerkennung eines Mineralwassers müssen folgende Kriterien erfüllt werden.

1000/mg/Liter gelöste Mineralstoffe
oder
250 mg / Liter freie Kohlensäure
oder
bestimmte „wertvolle“ Inhaltstoffe z.B. 50 mg Magnesium oder >150 mg Calcium
oder
„natriumarm“

Da glauben die kleinen Beamtlein doch allen Ernstes, wenn in einem Wasser Calcium ist, daß das gesund ist. Mein liebes, kleines, unwissendes Beamtlein. Koch einmal dieses Wasser und laß es verdunsten. Was glaubst Du, daß dann übrig bleibt? Kalk. Jede normale Hausfrau kann Dir das bestätigen. Den kannst Du essen, so viel Du willst, Dein Körper wird nichts davon verwerten können. Oder Du trinkst über einen längeren Zeitraum regelmäßig calciumreiches Mineralwasser. Ich wette mit Dir, daß Du mit der Zeit höllische Kreuzschmerzen bekommt - sie seien Dir vergönnt - und Deine Privatversicherung Deinem Arzt ein fürstliches Honorar für seine lange Behandlung an Dir bezahlen muß. Und du hast wirklich allen Ernstes gemeint, daß es Dein anstrengender Job ist, der Dich leiden läßt. Weit gefehlt!

„Mineralwasser kann auch als Babynahrungszubereitungswasser anerkannt werden, wenn folgende Zusätze nicht überschritten werden:"

Natrium <20 mg/Liter

Natrium bereitet die Kleinen schon im zarten Alter auf die spätere Arteriosklerose vor.

Nitratgehalt <10 mg/Liter/ Nitritgehalt <0,02 mg / Liter

Da hat sich unser kleines Beamtlein aber etwas geleistet! Nitrat und Nitrit gelten als krebsauslösend oder krebsfördernd. Selbst niedere Werte geben Schwingungsfrequenzen an die kleinen Zellen weiter und verändern sie auf Dauer. Elektrosmog und Sendeanlagen verstärken die negativen Wirkungen. Die Sauerstoffaufnahme wird unterbunden und es würde mich nicht wundern, wenn der plötzliche Kindstod unter anderem auf das Konto der genehmigten Nitrate und Nitrite ginge.

Leider hat unser kleines Beamtlein so wenig Kontakt zu anderen seiner Artgenossen und weiß deshalb nicht, was die genehmigen. Daher kommt diese ganze Misere der ca. 600 Pestizide, die in Deutschland versprüht werden dürfen und irgendwann im Trinkwasser landen. Grenzwerte helfen dem Beamtlein, sein Handeln zu rechtfertigen.

Ob ein Baby das packt oder nicht, da kommt nur Schulterzucken. Es gibt ja auch noch andere Faktoren. Liebes Beamtlein: Diese Faktoren gehen auch auf Dein Konto und Deinesgleichen. Aber darüber macht sich unser kleines, unschuldiges Beamtlein keine Gedanken. Warum auch? Schließlich ist es unkündbar, selbst, wenn es sich größere Schnitzer erlaubt und kann unangefochten seiner Pension näherkriechen.

Sulfatgehalt < 240 mg / Liter

Sulfat klingt harmlos, ist es aber nicht. So wichtig Sulfate für unseren Körper sind - bei diesen im Wasser handelt es sich um die Rückstände von Düngemitteln. Es kann unter anderem zu Störungen der Darmfunktion führen, es kommt zur Dysbakterie, Mykosen und Abwehrschwäche. Aber das kann unser kleines Beamtlein ja nicht wissen, weil es sich nicht die Mühe macht, sich diese Informationen, die es haufenweise gibt, zunutze zu machen. „Was ich nicht weiß, macht mich nicht heiß“

Fluoridgehalt < 1,5 mg / Liter

Ein heißes Thema. Kennen Sie Fluoretten? Die kleinen Tablettchen, die so unschuldig aussehen und den Zahnlosen jeden Tag eingefüllt werden? Damit sie besonders gute Zähne bekommen. Wußten Sie, daß in der Muttermilch kein Fluor enthalten ist? Warum hat ER das wohl gemacht? Vergessen? Glaub ich nicht. SEINE Schöpfung ist so perfekt - perfekter kann sie nur ein

Beamtlein machen. Und der hat es getan.

Hier kommt wieder einmal das typische, unvernetzte Männerdenken zum Zug. Diese Gehirnwindungsanomalien, die Frauen völlig fremd sind. (Mehr dazu in Eva Hahn: „Mammutjagen oder Höhleputzen?“ ISBN 3-935805-03-9, „Dollarzeichen in den Augen Teil II, ISBN 3-935806-12-8) Gemeint sind hier nicht die Mediziner, die sich wahrlich um Zusammenhänge bemühen, die allerdings von den fortschrittlichen Einserabiturienten-Ärzten als die „ewig Gestrigen“ angesehen werden. Es geht hier nicht um jene, die noch „Hand“ an ihre Patienten anlegen und sie „behandeln“ , und sich die Zeit nehmen, mit ihnen über ihre Probleme und Lösungen zu reden. Es geht vielmehr um die, die der Faszination einer Apparatemedizin mit Kurven, Blinken und Tuten verfallen sind, die dem Kind im Mann die Spielzeugeisenbahn ersetzt.

Sehen Sie sich einmal eine Diskussion in einer Gesundheitssendung, z.B. über Asthma an. Woher kommt Asthma? „Von Tieren, Milben, Hausstaub, Pollen, usw“. Was kann man dagegen tun? „Es gibt neue, hervorragende Cortisonsprays, die sehr effektiv sind“. Viel mehr läuft da nicht. Man nennt dies Top down Denken. Um die Ursachen kümmert sich fast keiner und was nach der Unwirksamkeit eines Cortisons kommt, soweit wird nicht gedacht. Auf Ursachensuche wird meist verzichtet, die macht zu viel Arbeit, und würde u.a. Chemiekonzerne wegen des Ausstoßes von Schadstoffen beschuldigen, doch mit denen möchte man es sich nicht verscherzen.

Dieses Top down Thinking dieser Männergesellschaft zieht sich wie ein roter Faden durch die Geschichte: Ich habe einen Ausgangspunkt und ein Ziel. Wie damals, als der Mann einen Pfeil hatte und vor ihm das Mammut stand. Er schoß und traf. Mammut tot. So war sein Denken. Was, wenn er mal daneben schoß? Daran dachte er nicht. Da wären ja zwei Möglichkeiten auf ihn zugekommen. Aber er kann nur an eine denken. Und so lief er, weil zum Denken keine Zeit mehr war. Diesen Mechanismus beherrschen die meisten Männer auch heute noch in Perfektion. Gehen Sie einmal mit offenen Augen durch die Straßen. Sprechen Sie spaßeshalber einen Mann (mit klingelndem Handy) an und stellen Sie ihm zwei von einander unabhängige Fragen. Er wird Sie entweder mit großen Augen ansehen oder Sie bitten, die Fragen zu wiederholen, oder nur eine beantworten. Vernetztes Denken ist bei den meisten Männern spontan nicht möglich. Nach dieser Methode läuft die typisch westliche Medizin mit ihren vielen Apparaten und die deutsche Wirtschaft. Beides hat sich irgendwie totgelaufen und trotz umwerfender Neuerungen bleibt der Mensch auf der Strecke.

Und die Frauen? Die spielen in dieser Männerdomäne keine besondere Rolle, die werden höchstens hämisch begrinst, wenn sie Kritik anmelden. Im Endeffekt, wenn es wirklich um etwas geht, meinen immer noch die „Kronen der Schöpfung“, sich wie die Oberaffen durchsetzen zu müssen, oder sie nehmen die Ergebnisse der Frauen und geben sie als ihre eigenen aus.

Das glauben Sie nicht? Im späten 19. Jahrhundert gab z.B. der Anatom Camillo Golgi die Entdeckung einer Farblösung zur Sichtbarmachung von Neuronen im Gehirn bekannt. Es war jedoch seine Putzfrau, die Reste eines Gehirns, das dieser Schlamper vergessen hatte aufzuräumen, in den Müll warf, in dem sich zufällig eine Silbernitratlösung befand. Haben Sie je etwas von dieser Frau als Entdeckerin gehört?

Es gibt ein altes Sprichwort: „Hinter einem starken Mann steht eine starke Frau“. Liebe Männer! Ihr könnt jetzt einwenden, ich sei eine schreckliche Emanze. Nö, ich habe nur das große Glück, mit einem Mann mit einem ordentlich funktionierenden Gehirn, verheiratet zu sein. Ich sag Euch nur die Wahrheit, und die könnt Ihr nicht vertragen. Wer wäscht Eure Klamotten und bringt sie zur Reinigung? Wer bügelt Euch die Hemden? Wer zieht die von Euch in zwei Minuten gezeugten Kinder groß? Wer erträgt den Sex mit Euch, der nur wieder eines will: Mammutjagen. Rein - Schuß - Fertig? Wer putzt das Haus? Wer verdient noch nebenher Geld? Na also.

Nun gut. Kehren wir nach diesem kleinen Ausflug wieder in die Wirklichkeit des Fluors und dem Zustandekommen des Trugbildes, daß Fluor in der Form, in der wir es zu nehmen haben, für uns gesund sei, zurück.

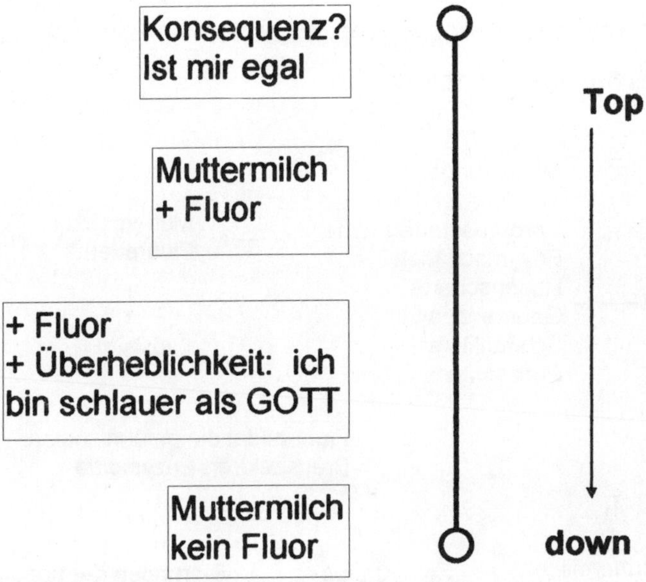

Das ist wie Mammutjagen: Anfangspunkt - Schuß - Ziel - Fertig. Kommen wir zum Denken einer Frau. Warum denkt sie so anders? Weil die Vernetzung des Gehirnes von Schwangerschaft an eine andere wie beim Mann ist. Wir Frauen können es den Männern im Grunde garnicht verübeln, daß sie Top down denken, sie können es nicht anders. Ihr Gehirn hat kaum eine andere Möglichkeit, außer der Mann fängt an, sein rudimentäres Denken zu erkennen und zu ändern. Das große Manko ist nur, daß die Männergesellschaft allen Ernstes glaubt, sie habe das Gelbe vom Ei. Und das ist das Gefährliche. Das ist auch der Grund, warum es in unserer Welt Kriege gibt. Wieviele Frauen haben in den letzten 5.000 Jahren einen Krieg angefangen? Mit ist keine bekannt. Es ging immer vom Mann aus. Top down: Hauen wir dem anderen in die Fresse, wenn er wieder aufsteht, bekommt er noch einmal eine reingesemmelt, wenn das nicht hilft, dann laufen wir weg, siehe Mammut. Die Tradition des Männerdenkens in seiner ausgereifte - sten Form.

Sehen wir uns das vernetzte Denken an:

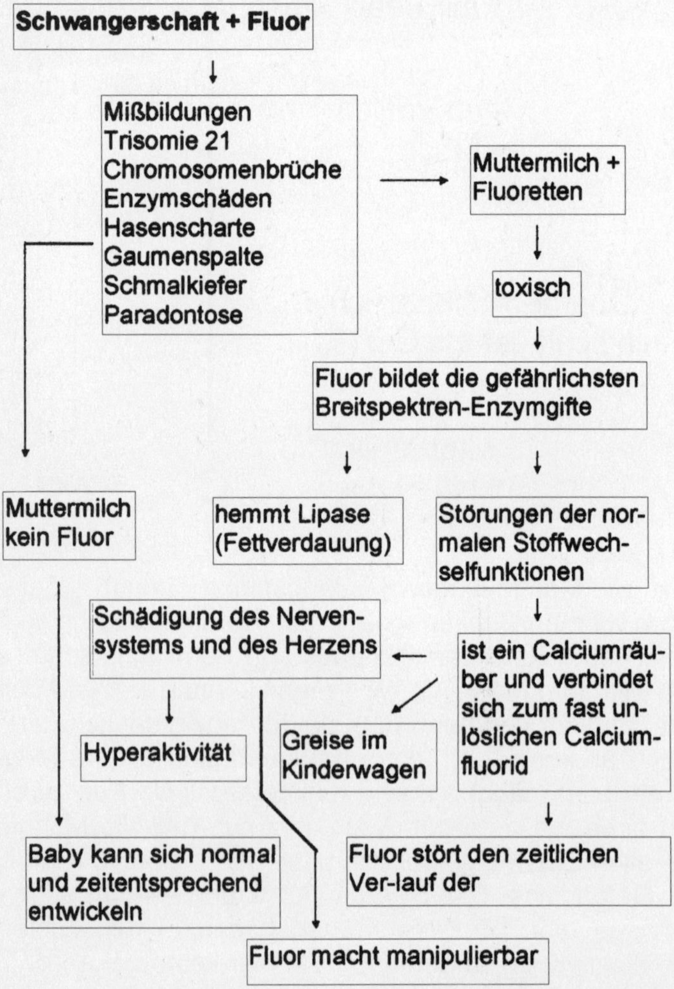

Und das ist nur ein Teil davon. Machen Sie einen Test. Legen Sie Ihrem Mann das Denkschema der Frau vor und lassen Sie ihn weiter denken. Da kann sehr schnell: „Laß mich in Ruhe!" kommen. Und er wird Trost im Wirtshaus unter Gleichgesinnten suchen. Warum? Weil er unfähig ist, vernetzt zu denken und Rückschlüße zu ziehen.

Kommen wir zum Symptomenkomplex, den Fluorgaben auslösen kann:

- Allergien
- Kropf
- Krebs
- Arterienverkalkung
- Thrombose
- Schlaganfall
- Osteoporose
- unerklärliche, plötzliche Knochenbrüchen
- gefleckte Zähne
- schlechte Zähne
- Haarausfall
- Hyperaktivität
- Konzentrationsstörungen
- Lernschwierigkeiten
- Nesselausschläge
- Herzmuskelschäden
- usw.

Das steht nicht im auf der Packung. Sehen Sie sich einmal so eine Schachtel Fluoretten an. (Beschreibung im Beipackzettel oder in der Roten Liste, der Bibel der Pharmaindustrie)

Fluoretten 0,25 mg / 0,5 mg / 1 mg

Anwendung: zur Prophylaxe der Zahnkaries bei Säuglingen, Kindern, Jugendlichen und Erwachsenen

Gegenanzeigen: bei früh- und mangelgeborenen Säuglingen sollte die Kariesprophylaxe durch systemische Fluorzufuhr erst nach Erreichen eines Körpergewichtes von 3000 g und bei normaler körperlichen Entwicklung einsetzen. Säuglinge und Kinder mit bilanzierten Diäten, Galactoseintoleranz.

Dosierung: Fluoridkonzentration im Trinkwasser / Mineralwasser unter 0,3 mg/l: Säuglinge und Kinder 0-3 Jahre täglich 1 Lutschtablette 0,25 mg, Kinder ab 3 Jahren bis unter 6 Jahren tägl. 1 Lutschtablette 0,5 mg, Kinder ab 6 Jahren, Jugendliche und Erwachsene täglich 1 Lutschtablette 0,5 mg.

Wenn die Fluoridkonzentration im Trinkwasser / Mineralwasser mehr als 0,7 mg/Liter beträgt, ist eine zusätzliche Gabe von Fluoridtabletten nicht erforderlich. Die Anwendung sollte so früh als möglich beginnen und zumindest während der ersten 12 Lebensjahre konsequent durchgeführt werden. Eine Fortsetzung der Prophylaxe bis in das Erwachsenenalter hinein ist empfehlenswert. Es sollte nur eine systemische Form der Fluoridzufuhr zur Anwendung kommen.

300 Lutschtabletten 0,25 mg kosten DM 11.86, das ist ein Tagespreis von 0,03 Pfennigen.

Kommentar:

Sie bekommen keine kleine Packung Fluoretten, sondern nur die Große für fast ein Jahr. Damit Sie und Ihr Kind wirklich rundum versorgt sind. Bezahlt werden die Tablettchen von den Kassen, bis Ihr Kind 20 Jahre alt ist.

Natriumfluorid wird aus Spat gewonnen - ist also anorganisch. Wenn Sie den ersten Teil meines Buches „BSE und kein Ende?“ Teil I gelesen haben, dann wissen Sie einiges über die Zahnpasta und das Verhalten von Fluor. So klein und aggressiv Fluor ist, so kann auch Ihr Kind werden, nämlich hyperaktiv und unausstehlich.

Machen wir ein Spielchen:
Ihr Kind kann z.B. nicht gestillt werden und Sie entschließen sich für einen Milchaustauscher. Ihr Kind bekommt Pickel, weil es eine Milcheiweißallergie hat und Sie steigen um auf die Allergiesymptomunterdrückungsmilch, ohne die Allergie zu behandeln, in der Annahme, Ihrem Kind etwas Gutes zu tun. Es hat auch keine Pickel mehr und scheint gut zu gedeihen. In der Allergiesymptomunterdrückungsmilch ist Natriumfluorid, das gegen Muskelkrämpfe und Hautjucken - also zur Allergieunterdrückung - eingesetzt wird. Nebeneffekt: Die Zähne werden gehärtet, damit sie von der mit Zucker übersüßten Nahrung nicht gleich zerstört werden können.

Sie gehen als gute Mutter fleißig zu den U-Untersuchungen und bekommen vom Kinderarzt Fluoretten für Ihr Kleines verschrieben. Damits ein Prachtkind mit kräftigen Zähnen wird. Da Sie sehr fürsorglich sind und nur das Beste wollen, tun Sie, wie Ihnen geheißen wurde. Sie freuen sich über die Aktivität Ihres Kindes, das vorher aufgrund der Allergie doch etwas lahm war. Sie sehen, daß Ihr Kind immer gescheiter wird, schon so reif für sein Alter aussieht und von jedem älter eingeschätzt wird. Mutter- und Vaterstolz machen sich breit. Ja, ja, Fluor läßt schneller altern.

Leider passiert noch etwas: Das Gehirn Ihres Kindes reift zwar schneller, aber nicht intensiv. Die Denkvorgänge bekommen „Löcher“, die sich später als Konzentrationsstörungen oder Hibbeligkeit äußern. Das Hirn versucht, über diese Lücken hinwegzutauchen oder sie über Bewegung zu füllen. Die Langzeitspeicherung im Gehirn verläuft lückenhaft, es kann sogar sein, daß Ihr Kind sein Corpus Callosum (die Brücke zwischen den beiden

Hirnhälften) abschaltet, weil das überladene Gehirn die Verarbeitung der einzelnen Impulse nicht mehr schafft. Kommt dann noch zu viel Fernsehen dazu, die Teletabbies für die Einjährigen z.B. oder später der Gameboy mit schnellen Bildfolgen, wird die Störung immer größer und irgendwann werden Sie sagen: „Mein Kind ist soo intelligent, aber es kann nicht mehr denken und versagt in der Schule." Psychologen finden heraus, daß Ihr Kind Legastheniker ist, an Dyskalkulie leidet oder sonst eine Lernschwäche hat. Sie geben ihm Nachhilfe, in der Annahme, daß Ihr Kind dann doch noch den Übertritt ins Gymnasium schafft. Die unterdrückte Allergie kommt an die Oberfläche. Ein Leidensweg ist vorprogrammiert. Das Kind wird sozial auffällig, kann nur noch minimal ohne Streit mit anderen spielen, es zappelt ständig auf seinem Stuhl herum, hört weder auf Ihre Anordnungen noch auf die des Lehrers, kann nicht stillsitzen, Hemmschwellen werden abgebaut, die schulischen Leistungen sind auch nicht gerade das, was Sie sich vorstellen und es kann sogar sein, daß Ihr Kind in der Sonderschule landet. (Näheres im Buch: „Wer nix wird, wird Wirt, wer das nicht wird, wird Lehrer" ISBN 3-935805-10-1)

Sehen wir uns weiter den Beipackzettel der Fluoretten an:

Wenn im Trinkwasser eine Konzentration bis 8,3 mg/Liter vorkommt, sollen Kinder 0,25mg Fluor täglich bekommen. Hat das Trinkwasser mehr als 0,7 Fluoridgehalt, sollen sie keine bekommen. Außerdem sollen Kinder bis zu drei Jahren keine fluorhaltige Zahnpasta verwenden.

Kaum ist der erste Zahn sichtbar, wird die erste Zahnbürste im Kindermund versenkt. Bepappt mit Kinderzahnpasta mit Himbeergeschmack, damits den Kleinen auch schmeckt. Sehen Sie sich die Kinderzahnpasten an: die haben alle Fluor! Und das nicht zu knapp! Obwohl die erst ab drei Jahren benutzt werden sollen. Aber nachdem die Muttis noch vom Kinderarzt im Ohr haben, daß Fluor wichtig für die Zähne ist, ihr Zahnarzt auch in dieses

Horn bläst, will sie ihr schlechtes Kariesgewissen beruhigen. Ihr Kind soll es einmal besser haben und die Zahnarztfolterkammern mit einem Lächeln und kräftigen Biß verlassen.

Überlegen Sie einmal: Angenommen, Sie sind nach 1960 geboren, dann haben Sie große Chancen, daß Sie mit Fluor gefüttert wurden. Würde die Fluortheorie stimmen, dürften Sie kein einziges Loch wegen Karies beherrbergen. Stattdessen haben Sie den Mund voller Füllungen. Da hebt sich aber sofort das Zeigefingerchen Ihres Zahnarztes, der Sie darauf hinweist, daß Sie zu viel Süßigkeiten gegessen haben. Frage: Warum sorgt genau dieses Ärztlein nicht dafür, daß die Industrie gesündere, zuckerärmere Nahrung auf den Markt bringt? Unter uns: Es ist ganz froh, daß es noch etwas zu tun hat, schließlich lebt es ganz gut von Ihren Löchern und denen Ihrer Kinder. Also, was hat es gebracht? Und zu allem Fluorüberfluß verwenden Sie fluoriertes Jodsalz. Toll. Wollen Sie sich und Ihre Familie gleich umbringen, oder darfs etwas später sein?

Sie haben jetzt also schon mehrere Fluorquellen, die täglich auf Sie und Ihr Kind einströmen. Natürlich melden sich sofort die Kritiker wieder einmal zu Wort, die sagen, daß das alles nicht stimmt. O.K. Wenn Sie nicht in Zusammenhängen denken können, muß ich Ihnen tatsächlich recht geben.

Es sind immer die Kleinigkeiten, die sich potenzieren. Hat Sie Ihr Arzt jemals auf diese Problematik hingewiesen?

Ein Anruf bei meiner Gemeinde bestätigte mir, daß kaum jemand anruft und den Fluorgehalt im Wasser wissen will, da ist der Kalkgehalt wegen der Möglichkeit der Verkalkung der Waschmaschine viel wichtiger. Bequemlichkeit? Abgabe von Verantwortung? Da fällt mir ein. Fluor macht noch etwas Feines: Es macht gefügig und manipulierbar.

Trinkwasser

Im Unterschied zu Mineralwasser unterliegt es der TVO, der Trinkwasserverordnung, in der geregelt wird, wie Trinkwasser beschaffen sein muß.

Es kann aus Grund- Quell- Oberflächenwasser (Talsperre, See oder Fließgewässer) gewonnen werden. Oberflächenwasser muß aufgrund von bakteriellen und chemischen Verunreinigungen aufbereitet werden. Die TVO bestimmt außerdem

- die Beschaffenheit des Trinkwassers
- das öffentliche Versorgungsnetz
- die Einzelversorger
- die Qualität des Wassers zur Herstellung von Bier oder Fleischwaren
- Zusatzstoffe mit Grenzwerten nach der Aufbereitung
- Umfang und Häufigkeit der Untersuchungen der Wasserqualität
- mikrobiologische Parameter
- gesundheitsgefährdende Stoffe mit Grenzwerten

Die Wasserversorgung unterliegt der TVO bis zum Verbraucher, nicht in den Wohnungen selbst. Das kann ein kritischer Punkt sein, weil in den Rohren der Häuser durch die verschiedenen Materialien Verfälschungen des Wassers entstehen können. Aber das soll sich ändern. Ab Dezember 2003 sieht ein Gesetz vor, daß auch innerhalb der Häuser Wassertests durchgeführt werden sollen. Keine Angst, Sie müssen nicht aufräumen. Diese Untersuchungen werden in öffentlichen Gebäuden wie Rathäusern und Kindergärten durchgeführt. Privathaushalte, die weit mehr gefährdet wären, bleiben wieder einmal außen vor. Beamtleinpolitik.

a) Geruch und Geschmack

Wasser ist normalerweise geruchs-und geschmacksneutral.

Veränderungen

Mikroorganismen	Algen
gelöste Metalle	Eisen, Kupfer, Mangan, Zink
zugesetzte Chemikalien	durch Chlor wird das Wasser entkeimt
Substanzen von Rohren	Blei, Kupfer, Zink

b) pH-Wert

Dies ist das Maß für das Säure-Basen-Gleichgewicht.

unter 7	7	über 7
sauer	neutral	basisch

Der Grenzwert sollte zwischen 6,5 und 8,5 liegen. Zu saures Wasser braucht mehr Pufferkapazität aus der Leber. Dies kann bei Krebs fatale Folgen haben. Zu basisches Wasser - da reicht schon 7,2 - führt bei basischem Speichel pH zu Mykosen und zum vermehrten Einlagern von Fluor und Strontium. Extreme Werte von unter 4 und über 10 führen zu Augenirritationen und Hautrötungen.

c) Sauerstoffgehalt des Trinkwassers

Zu wenig Sauerstoff kann den Abbau von Nitrat zu Nitrit fördern. Es kommt zur verstärkten Lösung von Eisen, Cadmium, Blei, Zink aus den Leitungsrohren, zu Verfärbungen des Wassers und zur Gesundheitsbelastung. Da der Sättigungsgrad mit Sauerstoff temperaturabhängig ist, gibt es keinen Grenzwert.

d) Wasserhärte

Wenn Trinkwasser viel Calcium oder Magnesium enthält, spricht man von hartem Wasser. Es wird in der Einheit dH (deutscher

Härtegrad) gemessen

hartes Wasser	**weiches Wasser**
10°-über 16°	0°- 9°
„Lochfraß“ in Waschmaschinen	Herz- Kreislauferkrankungen Krebsgefahr
Verringerung der Wirksamkeit von Waschmitteln	Korrosion von Wasserleitungen Erhöhung von Schwermetallen

e) Mikroorganismen

Ist das Grundwasser mit Fäkalien verschmutzt, ist die Gefahr groß, daß Bakterien, Viren und andere Mikroorganismen ins Trinkwasser geraten. Verantwortlich dafür können eine undichte Senkgrube, ein lecker Abwasser-Kanal oder die Auswaschung von Odel (Gülle) sein. Nachteil: Es werden nicht alle möglichen Krankheitserreger untersucht, nur auf bestimmte wie Vibrionen oder Enterobakterien, die zu Durchfall führen können.

Mineralstoffe im Trinkwasser

In der MTVO und der TVO wird auf Grenzwerte von Mineralien hingewiesen, die glauben machen, daß das Wasser, das sie enthält, wichtig für Sie ist. Leider ist das ein Irrtum, dem Sie erliegen. Es stimmt zwar, daß der Mensch Mineralien aufnehmen muß, in soweit hat die Werbung recht, wenn sie sagt, „Minerale sind wichtig“. Doch leider wird in diesem Zusammenhang vergessen, Ihnen mitzuteilen, daß die Minerale, die im Wasser gelöst sind, anorganischen Ursprungs sind, und daher als Mineralquelle für Ihren Körper nutzlos. Im Gegenteil: Diese Mineralien können Ihren Körper verschlacken und zu den schillerndsten Symptomen führen. Suchen Sie sich andere Quellen für Ihre Mineralien, Wasser ist dazu gänzlich ungeeignet, Ihr Körper braucht es nur, um sein eigenes Zellwasser herzustellen und löst darin organische Minerale. Die eventuelle Stimulation Ihres Mineralhaushaltes durch Wasser wiegt nicht die Nachteile auf, die Sie in Form von Ablagerungen Ihr Leben lang herumschleppen müssen.

Nachfolgend sehen Sie, wozu die einzelnen Minerale für Ihren Körper wichtig sind und zu welchen Krankheiten es kommen kann, wenn Sie zuviel davon haben. Bitte verinnerlichen Sie sich nocheinmal: Aus dem Mineral- oder Trinkwasser können Sie höchstens die freien Anionen aufnehmen, jedoch nicht die Substanzen an sich.

1. Calcium / 400 mg/Liter

Calcium ist ein sogenannter „Härtebildner". In Verbindung mit hohem Gehalt an Sulfationen können Darmstörungen auftauchen.

Nicht nur unsere Knochen bestehen aus Calcium, sondern auch unsere Zähne. Calcium wird für viele Stoffwechselvorgänge z.B. für die Muskelarbeit benötigt. Calcium und Magnesium haben eine besondere Beziehung, die ich Ihnen später vorstelle.

Calcium ist wichtig für

- Knochenaufbau (mit Hilfe von Vitamin D und Sonnenlicht-Biophotonen)

- Nervenleitung

- Muskelfunktion

- Blutgerinnung

- Verhinderung von Allergien

- Es läßt Ihr Herz regelmäßig schlagen

- zu viel Eiweiß blockiert die Calciumaufnahme

- Ist im Wasser zu viel Calcium, schmeckt es metallisch.

Calciummangel führt zu

- Menstruationsbeschwerden

- nächtlichen Wadenkrämpfen (dazu später)

- Wachstumsstörungen

- schlechten Zähnen

- Paradontose

- Zuckerintoleranz

- Calciumüberschuß führt zu

- Magenschmerzen

- Überfunktion der Schilddrüse

- Nierensteinen durch calciumhaltiges Mineralwasser

- Arteriosklerose

- Nervosität

- Schlafstörungen

- Ärzte warnen vor dem Schreckgespenst Osteoporose.

Enttarnen wir einmal dieses Monster. Gehen wir Millionen von Jahren zurück. In die Zeit. als sich die Ursuppe formierte und die ersten Lebewesen sichtbar wurden. Es gab schon winzige Fischchen, die sich im Wasser tummelten. Sie hatten noch keine festen Gräten, sondern nur Knorpel, die aus Calcium bestanden. Da kam der Schimmelpilz Aspergillus niger vorbei und fragte, ob sie, die Fische, Lust hätten, etwas stabiler zu sein. Nun, es war die Zeit der Neuerungen und so willigten sie ein. Nur das Lanzettfischchen hatte so seine Bedenken...

Die anderen Fische sorgten dafür, daß sich ein kleiner Schimmelpilz in ein Calciumion verliebte Hormone waren die Trauzeugen, Brom der Pastor (bei evangelischen Fischen) und traute die beiden. Sie versprachen: „Auf ewig Dein". Die Knorpel verdichteten sich zu Knochen und daran hat sich bis heute nichts geändert. In unserem Körper spielen sich täglich diese Hochzeiten ab. Natürlich gibt es auch Scheidungen.

Wenn sich ein Schwermetallion als Liebhaber aufspielt und den Platz des Calciumions besetzt, dann können Calcium und Brom nichts mehr ausrichten und Strontium, die böse Schwiegermutter bezieht die Wohnung beim Aspergillus. Dieser hat aber keine besondere Lust, dem Schwermetall untertan zu sein - es ist von seiner Masse her zu heavy - und versucht, durch Vermehrung massenmäßig ebenbürtig zu werden. Es kommt zu einer Schimmelpilzüberlastung des Körpers, die Leber bekommt schlechte Werte. Dabei wird immer mehr Calcium aus den Knochen gelöst, das sich in den Blutgefäßen ablagert, zu einer Arteriosklerose führt und / oder der Osteoporose sind Tür und Tor öffnet. Lagert sich Strontium in die Knochen ein, geht die Festigkeit und Geschmeidigkeit verloren, es kommt zur Starre und die Knochen brechen. Sie sehen, daß es also nichts bringt, sich calciumreich zu ernähren, die Schwermetalle müssen ausgeleitet werden, um die Calciumplätze wieder frei zu bekommen.

2. Magnesium / 50 mg/Liter

Magnesium ist neben Calcium ebenfalls ein „Härtebildner“ im Wasser. Bei einem erhöhten Gehalt an Sulfationen können Darmstörungen, wie Durchfall, hervorgerufen werden. (Glaubersalz!)

Mangesium kann nicht gleichzeitig beim Genuß von Kaffee bei Mahlzeiten aufgenommen werden, es wird außerdem durch die Oxalsäure in Spinal und Rhabarber blockiert.

Magnesium ist wichtig für

- Erhaltung der DNS und RNS
- Muskelkontraktion
- Bänder und Sehnen
- Synthese von Aminosäuren
- enzymatische Vorgänge aller Art bei der Eiweiß und Fettverdauung

Magnesiummangel führt zu

- Leberzirrhose
- Diabetes
- Desorientierung
- Herzrhythmusstörungen
- Spasmen aller Art

- Vegetativer Dystonie

- Schlaflosigkeit

- Kopfschmerzen

Magnesiumüberschuß führt zu

- Nierenerkrankungen

- Gelbsucht

- Depressionen

- geistige Behinderung

- Störungen des Zuckerstoffwechsels

- Störungen des Hormonhaushaltes

- Störungen des Zelltransportes

3. Eisen / 0,2 mg/Liter

Eisenbelastungen im Trinkwasser kommen vor allem von Sauerstoffmangel im Wasser, das sich bräunlich verfärbt, Rostwasserproblemen, vor allem in Rohrleitungen mit langen Verweilzeiten, sowie durch die Chlorid, Sulfat- und Hydrogencarbonatkonzentrationen. Wäsche und Sanitäreinrichtungen bekommen braune Eisenflecken.

Eisen hat mit unserer inneren Stabilität zu tun. Bei der monatlichen Menstruation wird ein Teil des Eisens ausgeschieden, der jedoch nach kurzer Zeit wieder aufgefüllt wird, sofern genügend

Magensäure, Vitamin C und E, sowie Folsäure vorhanden sind. Es hat wenig Sinn, nur Eisentabletten zu nehmen, in der Hoffnung, daß sich dadurch der Eisenmangel beheben läßt.

Durch wiederholte Bluttransfusionen, Verwendung von Eisentöpfen oder Eiweißmangel kann es zu einer Eisenüberladung kommen.

Eisen ist wichtig für

- Zellfunktion

- Sauerstofftransport

Eisenmangel führt zu

- vornehmer Blässe

- Müdigkeit

- Atemlosigkeit

- Appetitlosigkeit

- Konzentrationsmangel

- Störungen im Proteinstoffwechsel

- Anämie

Eisenüberlastung führt zu

- erhöhten Leberwerten

- Hautpigmentierung

- Vitamin C Mangel

- erhöhtes Bakterienwachstum

- gestörtem Phosphorstoffwechsel

Stellen Sie sich vor, Sie sind eine Frau und schwanger. Sie gehen zu Ihrem Arzt, der Ihnen gleich Blut abzapft. Die Schwangerschaft ist somit zu einer Krankheit geworden. Wäre sie es nicht, würde er Sie nicht teilentbluten. Nach einer Woche bekommen Sie das Ergebnis, das Ihnen der Onkel Doktor mit gerunzelter Stirn mitteilt: „Sie haben Eisenmangel“. Bleibt die Frage, warum Sie ihn plötzlich bekommen haben, Sie können sich das nicht erklären. Ihr Arzt erzählt Ihnen etwas von dem erhöhten Bedarf Ihres Babys, und Sie wollen doch alles Erdenkliche dafür tun, daß es gesund auf die Welt kommt. Sie glauben ihm, denn schließlich hat er studiert und Sie schlucken brav die verschriebenen Eisentabletten. Allerdings fragen Sie sich, wie die Menschen früher mit einem Eisenmangel klar kamen, als es noch nicht die Segnungen der Pharmaindustrie gab. Schließlich sind Sie ein Nachkommen dieser Eisenunterversorgten von damals. Merkwürdig.

Gehen wir wieder einmal in Ihren Körper hinein. Ihr Baby hat sich entschloßen, bei Ihnen einzuziehen und hat sich in Ihre Gebärmutter gebohrt. Ihre Abwehr hat inzwischen mitbekommen, daß dieser Fremdkörper duldbar ist, macht sich vom Acker und läßt das Kleine wachsen. Und sie überlegt, wie Sie dem neuen Leben helfen kann, gesund zu bleiben, denn sie hat Bakterien gesichtet, die nichts Gutes im Schilde führen. Die Abwehr gibt ein Signal an die Eisenverteilungsstelle, meldet die Eindringlinge und bittet, den Eisengehalt im Blut zu senken. Sie weiß, daß Eisen das Benzin für die kleinen Motoren der Bakterien ist, mit denen sie sich vorwärtsbewegen. Die Abwehr denkt: kein Sprit, keine Infektion. Und genau so funktioniert ‘s. Das Eisen wird heruntergefahren, um Mutter und Kind zu schützen. Doch unsere Ärtze, die schlauer als die Natur sind, fahren das Eisen wieder hoch und öffnen damit Schädlingen die Türen. Die Abwehr hechtet sich fast zu Tode und wird irgendwann überlastet sein. Selbst die Abwehr im Baby kann sich nicht in Ruhe ausbilden, das Ergebis können Sie heutzutage daran sehen, daß jedes 3. Kind bereits an einer Allergie leidet.

4. Kalium / 0,1mg/Liter

ist geogen gebunden und schwer löslich. Hat Trinkwasser erhöhte Kaliumwerte, muß an eine Verseuchung durch Düngemittel geacht werden. Kalium wird im Dünndarm resorbiert und findet sich in den Zellen. Natrium ist sein Gegenspieler, mit ihm hält es die sogenannte Kalium-Natrium-Pumpe aufrecht. Das meiste Kalium, das wir zu uns nehmen, wird über die Nieren wieder ausgeschieden.

Kalium ist wichtig für

- Nervenimpulse
- Muskelstimulation
- osmotischer Druck
- Säure-Basen-Haushalt
- bei der Umwandlung von Glucose in Glykogen beteiligt
- Synthese von Eiweiß
- Nebennierenfunktion

Kaliummangel führt zu

- Ödemen
- Muskelschwäche
- Müdigkeit
- geistige Apathie
- Verstopfung
- Nervosität
- Wadenkrämpfe

Kaliumüberschuß führt zu

- Schilddrüsenerkrankung
- Nebennierenschwäche
- Niereninsuffizienz
- diabetische Azidose (Übersäuerung)

5. Natrium / 150 mg / Liter

gelangt geogen aus Salzspeichern ins Wasser. Außerdem durch Ionentauschanlagen, die Calcium gegen Natrium austauschen. Nicht vergessen werden darf das Salzen der Nahrung und die anschließende Ausscheiden.

Natrium ist wichtig für

- reguliert mit Kalium zusammen den Säure-Basen-Haushalt
- hält den pH-Wert im Interstitium aufrecht.

Natriummangel führt zu

- Wasserverlust

Natriumüberschuß führt zu

- Ödemen
- Bluthochdruck
- Bronchialasthma
- Arteriosklerose
- Stauungsinsuffizienz des Herzens
- Nierenschwäche
- Anorexia
- Polyurie
- Gewichtszunahme
- eingeschränkte Nebennierenfunktion

6. Chlorid / 250mg/Liter

Belastete Abwasserabflüsse begünstigen das Einbringen von Chlorid in das Trinkwasser, ebenso der Genuß von Kochsalz. Durch die wachsende Freizeitgesellschaft hat es eine Schlüsselstellung in Bädern und Freizeitanlagen erhalten. Chlor ist noch häufiger in der Natur anzutreffen als Kohlenstoff. Das Kochsalz, das wir auf den Tisch bekommen, enthält zu 60% Chlor. Mutter Natur beherrscht ein klassisches Konzert in Bezug auf Chlorverbindungen. Diese spielen unter anderm eine große Rolle bei der Trinkwasseraufbereitung. Chlor wird nach der Elektrolyse von Salz industriell als Abscheider genutzt bei der Aluminiumverarbeitung, zur Herstellung von Textilien, Seife und Reinigungsmitteln, sowie in der Lebensmittelverarbeitung.Ihre Magensäure braucht zum Aufbau neben Wasserstoff auch Chlor.

Der Magen stellt den ersten Kontakt mit unserer äußeren, stofflichen Umwelt her. So wie die Lungen für die Einatmung von wichtigen Ionen sorgen - 80% unserer Ernährung läuft über die Luft - so setzt sich der Magen mit den äußeren Eindrücken auseinander.Er muß entscheiden, was für das Organsystem Mensch verträglich ist oder nicht. Er bestimmt, welche Stoffe so aufbereitet werden, daß sie zu unserem Nutzen sind. Alles, was er als Feind erkennt, wird eleminiert.

Angenommen, Sie wollen ins Kino (Magen) gehen. Endlich ist er da, der Film Ihrer Träume. Als erstes müssen Sie sich eine Eintrittskarte kaufen. Dabei kommen Sie schon ins Schleudern, wenn Sie nicht wissen, welche Preiskategorie Sie wählen sollen. (Die Nahrung muß von den Zähnen so aufbereitet werden, daß sie „magengängig" wird, nicht zu grob, nicht zu fein). Es ist eine lange Schlange vor Ihnen, Sie müssen warten. Sie werden langsam vorwärts geschoben, bis Sie beim Kinokartenkontrolleur landen, der Ihnen durch den Abriß testiert, daß Sie den Film sehen dürfen (daß die Nahrung in den Magen weitergeleitet wird). Hinter Ihnen wird jemand abgewiesen, weil er kein gültiges Billet mit sich führt. (Pilze, Bakterien, Viren, Viecherl, Ungenießbares, usw., die gleich eleminiert werden. Und selbst wenn die Schwarzseher sich durchschmuggeln, der Platzanweiser „Vorstufe Magensäure“ wird sie dingfest machen).

Im Dunkel suchen Sie Ihren Platz und warten auf den Beginn des Films. Sie werden zuerst einmal von der Werbung traktiert (vorbereitet mit Enzymen) bevor der Hauptfilm (Magensäure) kommt. Sie werden hin- und hergeschüttelt von Emotionen: es wird Ihnen heiß und kalt, Sie schließen an besonders gefährlichen Filmepisoden die Augen, Sie weinen, weil es gar so traurig ist oder Sie schütteln sich vor Lachen. So „fertig gemacht“ verlassen Sie am Ende des Films das Kino durch dein Ausgang (Sie kommen weiter in den Zwölffingerdarm). Ist die Magensäure nicht stark genug, weil z.B. das Fluor das Chlor unbrauchbar gemacht hat, kann es zu einer Filmunterbrechung kommen, weil nur zwei Besucher da sind und es sich nicht rentiert, den teuren Film laufen zu lassen. Oder es kommt zur vermehrten Produktion von Magensäure, dem Sodbrennen. Das wäre vergleichbar mit einem Brand im Kino, wo alle versuchen, so schnell als möglich aus der Gefahrenzone zu kommen.

7. Zink

Viele Rohre in Haushalten bestehen aus Zink. Niedrige pH-Werte des Wassers und lange Standzeiten führen zu einer Erhöhung der Zinkkonzentration im Wasser.

Zink ist wichtig für

- Haut

- Nägel

- Resorption von Vitaminen, besonders die B-Vitamine

- Prostatafunktion

- Insulinproduktion
- Wundheilung
- Brandwunden
- Sexualhormone
- Wachstum

Zinkmangel führt zu

- Müdigkeit
- Infektionen
- Wundheilungsstörungen
- Prostatitis
- Sterilität
- Menstruationsbeschwerden
- Diabetes

Zinküberschuß führt zu

- Störungen im Eisen- und Kupferstoffwechsel
- Wachstumsstörungen
- ungenügende Zufuhr von Fetten, Laktose, Eisen, Kupfer und Kalium

- zuviel Zink und Calcium kann Osteoporose auslösen

6. Kupfer

Sind die Rohre in einem Haushalt nicht aus Zink, sind sie in der Regel aus Kupfer. Lange Standzeiten und ungünstiger pH führen zu einer Erhöhung der Kupferkonzentration im Wasser.

Kupfer ist wichtig für

- Eisenresorption

- Proteinstoffwechsel

- unterstützt die Vitamin C-Aufnahme

- Wichtig für die RNS

- Wichtig für das Myelin (die Isolierung der Nervenzellen)

- Schilddrüse

Kupfermangel führt zu

- Schwächeerscheinungen, die wie eine Anämie aussehen

- gestörte Atmung

- Herzerkrankungen

- Wachstumsstörungen

- Leberzirrhose

- Bauchspeicheldrüsenfunktionsstörung

- Diarrhoe

Kupferüberschuß führt zu

- Verhaltensstörungen Marke Giftzwerg

- Nierenentzündung

- Lebererkrankungen

- Ekzeme

- Schizophrenie

- Depressionen

- Vitamin C-Mangel in den Organen

Schauen wir einmal weiter, was sich noch in unserem Trinkwasser, laut Beamtlein, tummeln darf. Dem Trinkwasser, das wir zum Zähneputzen, Kochen und Waschen benutzen. Was allerdings interessant ist, daß die MTVO (Mineral und Trinkwasser Verordnung) „Grenzwerte“ für den Menschen erläßt und kaltblütig auch Überschreitungen toleriert.

Schwermetalle im Trinkwasser

Arsen / Grenzwert 0,01 mg/l (Stand 1.3.2001)

kann geologische Ursachen haben oder durch die Industrie verursacht sein: durch Gerbereien, Hüttenbetriebe, Mülldeponien oder Braunkohlenaschenlager

Arsenverbindungen sind immer giftig und führen unweigerlich zu Krebs jeder Couleur. Es ist im Tabakrauch und in Pflanzenschutzmitteln zu finden. Pflanzen, die in der Nähe von Verhüttungsbetrieben wachsen, sollen nicht gegessen werden. Die Farbe grün wurde früher aus Arsen hergestellt, ebenso Fliegenfänger. Arsen schädigt die Haut, die Nerven und das Gewebe.

Vergiftungserscheinungen

- dunkelgraue Haut
- Hyperkeratose mit Rißen an Händen und Füßén
- warzenartige Hornhaut veränderungen an Handflächen und Fußsohlen
- akneartige Gesichtshaut
- Hautkrebs
- Nieren- / Lebererkrankungen
- Gehirnveränderungen
- Alopezia (kreisrunder Haarausfall)
- Dermatitis
- Muskelschmerz
- Schwäche und Erschöpfung
- Neuropathien
- Obstipation / Diarrhoe
- Brennen der Extremitäten
- Epilepsie
- Lähmung
- Muskelschwund

Arsen unterdrückt Jod und Selen. Fällt Ihnen was auf? Arsen darf im Trinkwasser sein und zur Jodaufnahme wird uns Jodsalz verabreicht. Top down Denken!

Blei / Grenzwert 0,04 mg/l (Stand 1.3.2001), ab Dez 2003 0,01mg/l

Sofern noch Bleirohre verwendet werden wird Blei ausgewaschen. Raucher führen sich regelmäßig Blei zu und können bei zusätzlichem Trinkwassergenuß an die Grenze der Belastung stoßen. In einigen Kosmetika wird Blei verwendet. Denken Sie an Ihre Bleiverglasungen, die gasen auch aus. Gemüse, das an Autobahnen gezogen wird, Innereien von Rindern, Kälbern und Schweinen, sowie Muscheln können erhöhte Bleiwerte vorweisen. Durch die Einführung der Katalysatoren gelangte weniger Blei in die Umwelt, darum wird jetzt der Bleigrenzwert gesenkt. Aber keine Angst, es ist noch genug da. Blei schwächt die Widerstandskraft und verursacht Chromosomenschädigungen. Bei 70% der Kinder, die Lernstörungen haben, wurden erhöhte Bleiwerte gefunden.

Vergiftungserscheinungen

a) zu Beginn
- Kopfschmerzen
- Drehschwindel
- Nervenentzündung
- Irritierbarkeit
- Manisches Verhalten
- Gelenkschmerzen

b) später
- Koliken
- Erbrechen
- Übererregbarkeit
- Appetitmangel bis zum Bulämie
- Lernschwierigkeiten
- Epilepsie
- zerebrale Lähmung

c) chronisch
- Hyperaktivität
- Weinerlichkeit
- Wutanfälle
- Ängstlichkeit
- Lernschwierigkeiten
- Schlaflosigkeit
- Bauchschmerzen
- Irritierbarkeit

Cadmium / Grenzwert 0,005 mg/l (Stand 1.3.2001)

Raucher ziehen sich Unmengen davon in die Lunge, im Trinkwasser ist ein Übriges. Raucher können durch Cadmium an erhöhtem Blutdruck leiden. Ist die Zinkversorgung des Körpers schlecht, wird Cadmium aufgenommen. Cadmium ist ein Nebenprodukt bei der Eisen- Stahlherstellung, sowie ein Abfallprodukt der Kohle- und Ölindustrie. Es wird bei der Zinkgewinnung frei und fliegt in der Luft herum. 124 Tonnen gelangen jährlich ins Trinkwasser. Nicht zu vergessen der Klärschlamm und Phosphatdüngemittel, die auf die Felder aufgebracht werden. Der Körper lagert es mit Vorliebe in den Nieren ab. Das Schlimme: Sie bekommen in Deutschland kein Lebensmittel, sei es Nahrung oder ein Getränk mehr, das nicht eine gewisse Menge an Cadmium hat. Eine hohe Konzentration befindet sich in Meerestieren, Schwarztee, Zigarettenrauch, Spinat, Sellerie, Sonnenblumenkernen, Leinsamen, Sesam, Mohn, in Farbpigmenten, Batterien, Akkus, Autoabgasen, industriellen Abgasen, Müllverbrennungsanlagen und Abwasser. Zwar wurde der Einsatz bei Pigmenten verringert, dafür stieg der Verbrauch von Cadmium bei der Akkuherstellung um das Doppelte. Vor allem ist es im Trinkwasser anzutreffen.

Vergiftungserscheinungen

- Bluthochdruck
- Arteriosklerose
- Hyperaktivität bei Kindern
- Emphysem
- Nierenerkrankung
- Nebennierenfunktionsstörung, dadurch bedingter Diabetes
- verringerte Testosteronproduktion - Zeugungsunfähigkeit
- Zahnverlust
- Entzündungen des Zahnfleisches
- Gewichtsverlust

Chrom / Grenzwert 0, 05 mg/l

Ein lebensnotweniges Spurenelement, das für den Zuckerstoffwechsel eine zentrale Bedeutung hat. Es kommt in Zuckerrübenmelasse, Brauereihefe, demnach auch im Bier (das alleine rechtfertigt schon einen Biergartenbesuch) Leber, Rindfleisch, Vollkorn, roten Rüben und Pilzen vor. Wichtig zu wissen, daß eine zuckerreiche Ernährung das lebensnotwenige Chrom ausscheidet. Es kommt zu

- Gestörtem Zuckerstoffwechsel
- Verringerter Insulinproduktion
- erhöhten Cholesterinwerten
- Arteriosklerose
- Hornhautverletzungen
- verringertem Eiweißstoffwechsel

Cyanid - Blausäure / Grenzwert 0,05 mg/l (Stand 1.3.2001)

Ja, Herrschaften, im Trinkwasser kann Blausäure sein. Das ist ein Mittel, wenn Sie Viecherl wie Kakerlaken in der Wohnung haben.

Dann werden die damit begast. Sie wischen dann Ihre Kästen ab, waschen den Lappen aus und schwupps - schon ist die Blausäure im Wasser.Pflanzen und Bakterien kann das Zeug nichts anhaben, dafür Mensch und Tier. Es kommt in natürlicher Form in Bitter - mandeln, Bohnen und Erbsen (nicht roh essen!!!!), Steinobstkernen vor und gelangt hier über die Kompostierung ins Grundwasser.

Vergiftungserscheinungen

- Lähmung des Atemzentrums
- das normal dunkelrote Venenblut wird hellrot
- Lebervergiftung
- Nierenvergiftung

Fluorid / Grenzwert 1,5 mg/l (Stand 1.3.2001)

Kein Wunder, bei dem Zahnpastaverbrauch, der uns in Deutschland „als gesund" aufgebrummt wird. Das Titanoxid, das Fluor, das Glykol, das Petroleum, all das finden Sie im Trinkwasser wieder. Um diese Stoffe kümmert sich keiner. Fluor macht die Schilddrüse kaputt, dafür bekommen wir Jod ins Salz, was im Körper nur Unsinn treibt, und der Fluor-Jodkomplex bevölkert unsere Innereien. Kein Wunder, daß die Menschen immer kränker werden. Lesen Sie im „BSE und kein Ende? Teil I" das Kapitel über die Zahnpasta und machen Sie sich Ihre Gedanken selbst.

Der menschliche Körper enthält ca. 2,6 Gramm Fluor. 96% davon sind im Knochen und in den Zähnen. Nahrungsmittel wie Walnüsse, Vollkorn, Fisch, schwarzer Tee und Soja haben ausreichend Fluor. Fluor ist ein Halogen, klein und aggressiv. Es schnappt sich das Chlor in der Magensäure, das Brom, das für das Einlagern von Calcium mit Hilfe einer Minidosis Aspergillus niger in die Knochen zuständig ist und das Jod der Schilddrüse. Die zugeführten Mengen von Fluor im Trinkwasser (sofern zugesetzt) und in der Zahnpasta lassen die Werte rasch in die Höhe schnellen. Fluor in hohen Dosen macht folgendes:

- marmorierte Zähne
- hemmt die Phosphatase, die Eiweißverdauung
- ist möglicherweise krebsfördernd
- führt zu Haarausfall
- kann bei Hautentzündungen beteiligt sein

Nickel / Grenzwert 0,05 mg/l (Stand 1.3.2001)

Nickel ist ein toxisches Schwermetall aus der Industrie und Umweltverschmutzung. Es kommt in Batterien, Schmuck, Zahnfüllungen vor. Es ist besonders gefährlich in Verbindung mit Kohlenmonoxyd. Die Raucher sind hier wieder die Sieger. Durch die ewige Raucherei steigt die Gefahr, einen Gehirnschlag oder ein Uteruskarzinom zu bekommen. Nehmen Sie noch belastetes Trinkwasser zu sich, können Sie die Grenzwerte leicht überschreiten.

Vergiftungserscheinungen

- Dermatitis
- Asthma
- Nasenhöhlenkrebs
- Lungenkrebs
- Drehschwindel
- frontale Kopfschmerzen
- Dünnerwerden der Hirnblutgefäße
- Fettstoffwechselstörungen
- verstärkt Insulin

Nitrat / Grenzwert 50 mg/l (Stand 1.3.2001)

Dies sind die Salze der Salpetersäure. Sie kommen im Kunstdünger oder Exkrementen von Tieren vor, die pfundweise auf die Felder gekippt werden, ob es nötig ist oder nicht. Die Gülle kann nicht anders entsorgt werden und wird vom Bäuerlein besonders dann ausgebracht, wenn schönes Wetter und kein Regen zu erwarten ist. Der Gestank, den „Ualauba“ als „gute Landluft“ bezeichnen, dringt bis in die kleinste Ritze. Die Boden werden dadurch überdüngt und damit das Trinkwasser nachhaltig verseucht. Viele Wurzelgemüse können eine Menge Nitrat beinhalten und wandeln sich mit dem Sauerstoff der Luft in Nitrite um. Im Magen-Darm-Trakt kommt es bei Verbindung mit Aminen zu Nitrosaminen.

Hier sind auch wieder die Raucherlein voll dabei und nebeln durch ihr Qualmen andere in krebshaltige Substanzen. Hier allerdings greift ein Beamtlein nicht ein. Nur wenns um seinen Arbeitsplatz geht, da ist Rauchverbot. Weil das Beamtlein gesund bleiben muß. Weil des doch so wichtig ist. Aber in normalen Büros oder in Restaurants, da kann es sich nicht so durchsetzen, das kleine, schwache Beamtlein und einmal ordentlich auf den Tisch hauen. Erkranken dann die Menschen an Krebs, werden die Krankenkassen und jeder von zur Kasse gebeten, nur weil so ein Schwachsinniger nur von jetzt bis zu seiner Pensionierung denken kann. Da sollten wir alle einmal zusammenlegen und die Beamtlein auf ihren Geisteszustand und ihre Entscheidungsfähigkeit hin untersuchen lassen. (Zwei unabhängige Fragen gleichzeitig stellen, Hi, Hi, Hi!). Aber ist klar: einmal in vier Jahren dürfen wir Demokratie an einem Tag mit unseren Kreuzchen spielen, der Rest fällt der Diktatur anheim. Wie anders sind solche eigenmächtigen Entscheidungen zu werten, die sich gegen das Leben der Steuerzahler richten?

Nitrit / Grenzwert 0,1 mg/l (Stand 1.3.2001)

Unser kleines Beamtlein ist auch wahrscheinlich wegen seiner schwachen geistigen Fähigkeiten nicht fähig, Nitritpökelsalz zu verbieten, das nachweislich Krebs erzeugen kann. Die Aufnahme bei 100g Schinken beträgt 11g Nitrit. Da hat der Gesetzgeber in seiner Fleischverordnung bis zu 150 g Pökelsalz / 1 kg Fleisch zugelassen! Da sollen wir zufrieden sein, daß das Wasser einen Grenzwert von „nur" 0,1 mg hat.

Phosphat / 0,02 mg / l

Diese Stoffe stammen aus dem Oberflächenwasser:

40% aus Waschmitteln
40% aus Fäkalien
20% aus Düngemittelausschwemmung

Kommen Phosphate ins Wasser, tritt Sauerstoffmangel auf und Algen breiten sich aus. Dadurch werden Fische und Pflanzen gefährdet, der See „kippt". Dies spielt vor allem bei Speicherseen für Trinkwasser eine große Rolle. Durch die Veralgung kommt es zu Gestank, Infektionsgefahr, Verlandung. Metaphosphate, die Eiweiße ausfällen können, gefährden jeden Organismus. Die Phosphatelimination geschieht durch Fällung, Flockung und Filtration. Der dabei anfallende Schlamm muß verbrannt oder deponiert werden.

Quecksilber / Grenzwert 0,001 mg/l (Stand 1.3.2001)

Die größten Quecksilberlieferanten und Umweltverschmutzer waren bis vor wenigen Jahren die Zahnärzte. Bis sie zähneknirschend Abscheider an jedem Behandlungsstuhl einbauen mußten. Quecksilber, das für Amalgamfüllungen gebraucht wird, muß in einem Nebenraum des Behandlers in einer strahlungssicheren, als giftig bezeichneten Box aufbewahrt werden. Doch was passiert dann? Es wird herausgeholt ans Tageslicht. offen mit anderen Substanzen vermischt und in Ihren Mund gepatzt. Plötzlich ist - wie durch ein Wunder - die Giftigkeit des Quecksilbers weg. Doch nicht nur in Ihrem Körper ist es anzutreffen, sondern auch in der Druckerschwärze, in Plastik, in gewissen Farben, Kosmetika, Kontaktlinsenreinigungsmitteln, Insektenvertilgungsmitteln, Antifungiziden, Chlorbleiche (Waschmittel!) und teilweise in Pestiziden.

Was Krankenkassen ungern nachweisen lassen, ist eine Allergie auf Quecksilber. Die Reaktionszeiten wurden so kurz gewählt, daß praktisch kaum ein Körper in dieser Zeit reagieren kann, dafür gibt es später die Juckerei und Rötung. Doch dann haben Sie - laut Gesetzgeber „keine" Allergie mehr, obwohl Sie eine haben. Versteh einer diese Zusammenhänge!

Vergiftungserscheinungen

- Appetitlosigkeit
- Gewichtsverlust
- starke geistige Störungen
- emotionelle Fehlschaltungen
- verringertes Schmerzgefühl
- Hyperaktivität bei Kindern
- Zahnfleischentzündungen

Kaugummikauen begünstigt das Herauslösen von Quecksilberionen. Es kommt zu Vergifungen von Nieren, Nervensystem und Kleinhirn.

Polycyclische aromatische Kohlenwasserstoffe / Grenzwert 0,0002 mg/l (Stand 1.3.2001)
Hinter diesen abgekürzt als PAK bezeichneten polycyclischen aromatischen Kohlenwasserstoffe verstecken sich

- Benzpyrene
- Chrysen
- Benzofluoranthene
- Indenolpyrene
- Dibenzopyrene

die in Kokereien, in der Metallindustrie, wo Schmiermittel zum Fräsen eingesetzt werden, im Steinkohlen- und Braunkohlenabbau, im Straßenbau, in Gießereien, Autoabgasen und Tabakrauch vorkommen. Auch zu finden in offenen Feuern, Heizanlagen, Thermen, in gegrillten und geräucherten Lebensmitteln wie Fleisch, Wurst, Räucherkäse usw. und im Traubenkernöl, dessen Kerne vor dem Pressen geräuchert werden.

Hier kommt den Grillorgien im Sommer im Garten eine zentrale Stellung zu. Kleinstkinder werden mit Grillfleisch abgefüttert, 5-jährige dürfen im Schürzchen des Papis die Würstchen am offenen Feuer zubereiten und atmen dabei die PAK noch intensiver ein, weil sie näher am Feuer stehen. Das tropfende Öl verkokelt und hüllt die Grillsachen mit PAK ein. Die „ernährungsbewußte“ Mutter legt Gemüse auf den Grill, in der Annahme, ihrer Familie vollwertige, gesunde Nahrung zu verabreichen, weil sie es in der Ausgabe der neuesten Frauenzeitschrift im Beitrag: „Grillen, aber richtig“ so gelesen hat.

Daß sie dabei nur den Krebswuchs ihrer Familie fördert, bedenkt sie nicht. Die Werbung erzählt das nicht. Weil es sooo gemütlich ist, in die alte Lagerfeuerromantik einzutauchen. Und die Entsorgung der verbrauchten, verölten Kohle? Im Hausmüll, der dann irgendwann im Grundwasser landet und den Generationen nach uns von Anbeginn gleich das Leben nimmt. Solange sich das

Denkniveau dieser Menschen nicht ändert und die „Tips“ in den Tinas, Bellas, goldenem, neuen Blättern und beste Freundin für bare Münze genommen werden, werden weiterhin Grillorgien mit später tödlichem Ausgang abgehalten.

Dann braucht sich auch keiner über die Schadstoffe im Trinkwasser beschweren oder gar Gedanken darüber zu machen. Und daß sich diese Menschen ihr Grab auf Kosten anderer schaufeln, das geht in die Spatzengehirne nicht hinein. Blöd bleibt blöd. Das Denken der Bevölkerung ein Spiegel für die Beamtlein und umgekehrt. Für solche ist es auch besser, sie grillen weiter BSE-Fleisch, dann sind die eines Tages weg und es gibt ein paar Schadstoffe weniger.

PAK können eine Reihe von Krebsarten auslösen, zumindest sind die alle krebsfördernd. Doch bei den vielen Krebskranken kommt keiner auf die Idee, daß die PAK Mitverursacher sein können, z.B. bei

- Bronchialkrebs
- Lungenkrebs
- Magenkrebs
- Darmkrebs
- Blasenkrebs

und wenn schon, dann sind garantiert alle anderen daran schuld.

Chlorkohlenwasserstoffe (CKW)

Dies sind kettenförmige Kohlenwasserstoffe, bei denen Wasseratome durch Chlor ersetzt wurden. Sie kommen in der Natur nicht vor. Deshalb ist ein Abbau nicht möglich. Hierzu gehören unter anderem DDT, Lindan, Dioxine und Furane, die alle im Verdacht stehen, krebserregend zu sein.

Die aliphatischen Kohlenwasserstoffe werden in der Lebensmittel Lebensmittel zum Herstellen und Lösen von Aromastoffen benutzt. Sie werden als mindergiftig bis sehr giftig eingestuft.

Halogenorganische Chlorverbindungen (HOV)
Halogenkohlenwasserstoffe (HKW)

Diese stammen aus Lösemitteln, Weichmachern, Holzschutzmitteln, Reinigungsmitteln und Medikamenten. oder sie entstehen bei der Desinfektion von Trinkwasser und Schwimmbädern in Verbindung mit Chlor. Hierzu gehören das Trichlorethan, Trichlorethen und Dichlormethan.

Unser Körper besteht zu über 70% aus Wasser und Salzen. Die Ärzteschaft rät, täglich 3 l Wasser zu sich zu nehmen. So weit, so gut. Leichter gesagt, als getan. Woher nehmen, und nicht stehlen? Jetzt werden Sie sagen, naja, unser Trinkwasser in Deutschland ist gut, vor allem das, was aus den Bergen kommt. Darf ich Sie mit einer Fata Morgana konfrontieren? Selbst hier in Bayern, wo wir unser Trinkwasser aus Quellen bekommen, ist das Wasser bereits verseucht. Protest der Biologen: Es ist alles im Bereich der Grenzwerte und weit darunter. Und wer fragt die Biophysiker, die die Lebendigkeit eines Wassers messen können und damit den Gehalt an Leben, den es in sich birgt? Keiner. Weil nur das zählt, was man sehen kann und Biophotonen, die Einheit des Lebens, sind für die Biologen noch immer ein rotes, belächelbares , unsichtbares Tuch. Nehmen Sie nur einmal die Homöopathie. Ab der D 27 ist keine Substanz mehr nachweisbar und die Heilpraktiker werden ob ihres Glaubens an die Wirksamkeit der Hochpotenzen belächelt. Warum es doch funktioniert? Der Gehalt an Biophotonen nimmt pro Potenzierung vermehrt zu und stellt dem krankheitsgebeutelten Körper „Leben“ zur Verfügung.

Wie kommt ein Grenzwert zustande?

Dazu braucht es Labormäuse oder Ratten. Diese werden zwei Jahre lang mit der giftigen Substanz gefüttert. Strecken sie alle Beine von sich, war die Menge zu viel. Also kriegt die nächste Generation weniger. Überleben diese ohne sichtbare Beeinträchtigung der Gesundheit, gilt diese Menge als unschädlich. Was danach mit der Ratte passiert, ob sie Pickel bekommt oder Atembeschwerden, ist den Laborärzten egal, weil sie vorher gekillt wird. Weg ist weg. Dann kommt eine intensive Rechnerei, die die „duldbare Tagesdosis je kg. Körpergewicht des Menschen“ mit dem Körpergewicht (80kg, gesund, männlich) multipliziert. Daraus errechnet sich der Tagesverzehr von Nahrungsmitteln oder Wasser der toxisch duldbaren Rückstandsmenge von Schadstoffen. Auf die jeweilige Konstitution des Einzelnen, von Babys oder älteren Menschen wird dabei keine Rücksicht genommen, geschweige denn auf den Genuß mehrerer Schadstoffquellen gleichzeitig.

Wer setzt diese Werte fest? Die Beamtlein und die Ärzte und/ oder beides! Diese äußerst fähigen, vom menschlichen Körper so viel Ahnung Habenden, daß sie ihre grauen Amtsstuben mit dem Schöpfungskarussell des LIEBEN GOTTES verwechseln und glauben, sie seien die einzig wahren Schöpfer. In weiße Kittelchen gehüllt, als Ärzte getarnt, an Computern und Elektronen-mikroskopen spielend, Labortieren den Garaus machend, mit ernsten Mienen Werte von Schadstoffen festlegend, die andere „Heilsbringer“ entwickelt haben, ihren Wortdurchfall durchs Hirn bekanntgebend und der Menschheit weismachen wollend, daß alles nur zum Besten des Bürgers geschieht.

Die es zulassen, daß täglich neue, giftigere Substanzen geboren werden, von denen sie noch nicht einmal wissen, welche Auswirkungen diese auf den menschlichen Körper haben werden, geschweige denn die Verbindung zwischen mehreren dieser lebensvernichtenden Substanzen. Darum wird ja auch getestet. Im Nachhinein. Daß da einmal, nur einmal, einer vorher überlegt, welche

Auswirkungen sein Holocaust haben könnte, dazu sind diese Leute nicht in der Lage. Zu viel Fluor. Aber in hohen Postitionen sitzen und den Arsch auf Leben anderer mästen.

Am besten wäre es, diese Weißkittel würden die Tests an sich selber ausprobieren und bevor sie Grenzwerte festlegen können, an den aufgenommenen Giften sterben. Die mannigfachen Allergien, mit denen bereits Neugeborene zu kämpfen haben, gehen genau auf das Konto dieser gottähnlichen Monster. „Es gibt keinen Zusammenhang" ist der Lieblingsausspruch dieser Laborratten, die mit seelenloser Selbstverständlichkeit krebserregende Substanzen an Tieren testen, obwohl sie genau wissen, daß diese daran verrecken werden. „Forschung muß Opfer bringen". Sollen sie doch ihre eigenen Kinder dafür hernehmen. Aber sie lechzen danach, bis an die Grenze des Möglichen zu gehen und bringen eine Maus nach der andern in den Mäusehimmel. Es geht um Profit und Ansehen, oder glauben Sie wirklich, es geht um Sie? Sehen wir uns die Grenzwerte von Leitungswasser (bis zu Ihrem Haus) und von Mineralwasser an:

	Trinkwasser	**Mineralwasser**
Nitrat	50 mg	unbegrenzt
Pestizide	0,0001 mg	unbegrenzt
Arsen	0,01 mg	0,05 mg
Cadmium	0,005 mg	0,005 mg
Quecksilber	0,001 mg	0,001 mg
Blei	0,05 mg	0,05 mg
Sulfat	240 mg	unbegrenzt
Ammonium	0,003 mg	
Calcium		
Magnesium	50 mg	unbegrenzt
Natrium	150 mg	unbegrenzt
Eisen	0,2 mg	unbegrenzt
Kalium	12 mg	
Chlorid	100 mg	
Mangan	0,5 mg	

Fällt Ihnen etwas auf? Die Nitrat- und Pestizidwerte sind bei Mineralwasser unbegrenzt. Es kann also sein, daß Sie sich mit Ihrer Lieblingssorte einen Krankheitskuckuck ins Körpernest setzen. Täglicher Genuß dieses Wassers bringt Sie immer näher an den Tod Ihrer Zellen. Und dann wills keiner gewesen sein.

Die Zelle

Stellen Sie sich einmal eine Ihrer Zellen vor. Das ist ein pralles Ding mit verschiedenen Organellen, das sich von seiner Umgebung abgrenzt. Da ist zum einen die Zellmembran, ein dehnbares Etwas, das im Wasser schwimmt. Sie ist einer Seifenblase nicht unähnlich und dieser Seifenfilm besteht aus Phosphoglyceriden. Diese haben sich aus einem Alkohol, der starken Phosphorsäure, Glycerin und jeweils zwei verbundenen Fettsäuren formiert. Das Glycerin spielt am liebsten „alle meine Entchen", steckt sein Köpfchen ins Wasser und das Schwänzchen, eine Kohlenwasserstoffgruppe, in die Höh, weil das wasserscheu ist. Neben diesen Phospholipiden enthält die Zellmembran Cholesterin und Proteine. Diese Eiweißkörper haben die Eigenschaft, sich entweder als Aminosäurenkette durch die Lipidschicht durchzuzwängen, als Glycoproteine darin zu tanzen oder draufsitzen zu bleiben.

Tief im Inneren der Zelle findet sich der Zellkern, gut geschützt vor äußeren Angriffen mit Ihrer DNA, Ihren Genen und Chromosomen. Die einzelnen Basenpaare Adenin, Thymin, Guanin und Cytosin werden durch strukturierte Zellwasserstoffbrücken zusammengehalten, die dafür sorgen, daß immer genügend Biophotonenbeleuchtung Ihre DNS und Ihre Zelle hell erstrahlen lassen. Lebendiges Wasser enthält die Lichtquanten, die Sie, und damit Ihre Zelle, gesund erhalten. Ihr Zellkern ist die Sonne des Systems Zelle. Solange sie scheint, findet reges Leben darin statt. Minderwertiges Wasser, das z.B. angefüllt mit Chemikalien oder Pestiziden in den Zellkern dringt oder gar verendet ist, läßt das Licht ausgehen und der Zelltod ist unausweichlich.

Stellen Sie sich vor, Sie sollen geklont werden. Die „neuen Götter in Weiß“ schnippeln eine Ihrer Zellen auf, holen den Zellkern mit seiner DNS heraus und duplizieren diese. Gut, solange Sie gesund sind, sich genügend Licht im Zellkern befindet, Sie weiterhin reines Wasser erhalten, könnte dies gutgehen und Ihr Doppelgänger gelingen.

Doch angenommen, Sie haben einen Dachschaden, der behoben werden muß, weil Sie untragbar für die Gesellschaft geworden sind, oder die Ärzte beschließen, Ihre Krankheit ist für Ihre Krankenkasse zu teuer geworden. Ihr Zellkern wird aufgeschnitten, die DNS herausgeholt und die vermuteten „schlechten“ Gene sollen durch „gute“ ersetzt werden. Was passiert? Die Wasserstoffbrücken zwischen Ihren Genen werden zerstört, das Licht geht teilweise in Ihrer DNS aus, weil der strukturierte Wasserstoff, den Ihre Zelle mühsam zusammengestrickt hat, nur als Brücke existieren kann. Brücke weg - Licht aus - Zelle tot. Top down Denken: Ich klone jetzt ein paar Gene, Hauptsache es funktioniert, welche Folgen daraus entstehen, ist mir egal, so denkt sich das Klon-Ärztelein. Der Ruhm des Nobelpreises, verliehen von Top-Down-denkenden Männern ist ihm sicher.

Jetzt beschließt Ihre Zelle als letzten Versuch, Kopien Ihrer DNS zu fertigen und schickt die Messenger-RNS los. Gibt es noch die alte Vorlage von Ihnen, wird diese weitergegeben und nichts wird sich ändern. Haben Sie bereits die neuen Gene, werden diese verteilt. Allerdings ist die Kopie genauso schlecht, wie das neue Original ohne die strukturierten Wasserstoffbrücken. Die Gefahr, daß in den von der RNS belieferten Zellen die gleichen Dunkelheiten in die Zellkerne eingebaut wird, ist vorprogrammiert.

Zwischen der Zellmembran und dem Zellkern hat Ihre Zelle die Flüssigkeit auch extra für Sie strukturiert. Es wurde ein weitläufiges Netz an Autobahnen für den Schwerverkehr, Überlandstraßen für den Schnellverkehr, kleine Straßen für die beschauliche Rekreation gebaut und viele Biophotonen aus dem Wasser und den

Nährstoffen erhellen Straßen und Alleen. Kleine Lastwagen bringen frische Waren in die Einkaufsmärkte der Zelle, Industrieanlagen werden pünklich beliefert, Warenlager geprüft und aufgefüllt, Vergammeltes vor die Tür gebracht , Kohlendioxyd nach draußen geschubst, falsche Lieferungen storniert, Heizung und Sauerstoffgehalt der Zelle penibel geprüft, Ionen ausgetauscht, alles, was Ihre Zelle zum reibungslosen Funktionieren benötigt, angeliefert und verarbeitet.

Da wären zum einen die Mitochondrien, das sind die Kraftwerke der Zelle, in denen Sauerstoff, Zucker, Eiweiß, Fette mit Hilfe von Enzymen in ATP verwandelt werden, was Ihnen später mit Hilfe von Calcium zur Muskelfunktion, zur Synthese und Sekretion komplexer Strukturen zur Verfügung stehen wird. Außerdem speichern sie die in den Nährstoffen enthaltene Energie.

Damit dies passieren kann, haben Sie ein weitverzweigtes Röhrensystem, das endoplasmatische Retuculum, in dem Proteine in verschiedenen Stadien transportiert werden. In einem Teil dieses Systems hocken die sog. Ribosomen, die durch Aneinanderreiben von Aminosäuren, den Bausteinchen des Eiweißes, die sich durch die Zellmembran gequetscht haben, Proteine herstellen.

In pfannkuchenähnlich übereinandergestapelten Gebilden, dem Golgiapparat, einer Einteilungs -, Verteilungs-, und Verpackungsfabrik für Eiweiß, werden dieses gesammelt, eingetütet mit dem richtigen Absender versehen und zu anderen Organellen per Post, bzw. per Vesikel geschickt.

Ein Teil dieser Vesikel wandert zur Zellmembran, schaut vor die Zellentür, verbietet ungebetenen Gästen die Einreise oder umfließt Stoffe, die in die Zelle gehören und bringt sie als kleine Bläschen zum richtigen Verarbeitsungsort.

Ein anderer Teil, Lysosomen genannt, umfließt Abfallprodukte und Bakterienreste, die in die Zelle gelangt sind und bringt sie vor die

Tür, wo sie von Makrophagen, den Pacmans des Körpers aufgefuttert werden. Damit sich die Zelle bewegen kann, hat sie in ihrem Inneren ein „Skelett und Muskeln“ aus Eiweiß, das flexibel ist und seine Impulse für die Bewegung in der Nähe des Zellkerns erhält. Es übt seit langem das Stück „Wie teile ich mich richtig“, rezitiert Textpassagen, formiert seine Übungstrupps und hat seinen großen Auftritt bei der Zellteilung.

Einfließendes Wasser wird erst einmal von anorganischen Stoffen, wie Calcium, Magnesium und anderem befreit, Ionen aus der Luft eingebracht, die das Hämoglobin im Sauerstoff transportierte, Ihre Zelle runzelt die Stirn beim Gedanken an die vielen chemischen Stoffe und Pestizide, die mit äußerstem Energieaufwand nur teilweise entfernt werden können und sorgt sich um die Beseitigung dieser Schadstoffe, Ihr Zellwasser bekommt nur beste Qualitätserzeugnisse . sofern vorhanden - und hilft, die Nährstoffe so schnell als nötig von einem Ort zum anderen zu schaffen. In diesem strukturierten Wasser befinden sich Biophotonen,die Organellen und Nährstoffen den Weg zu ihren Bestimmungsorten zeigen. Zum anderen können sie lichtscheues Gesindel, wie Bakterien, Viren, Schad-, Farb-, Konservierungsstoffe usw. aufgespüren, ein unerkanntes Verstecken ist bei guter Beleuchtung bis in die letzte Zellenecke nicht möglich.

Trinken Sie schadstoffbelastetes Wasser - auch das, was unter einem von Chemikern und Beamtlein festgelegten „Grenzwert“ liegt, ist Ihre Zelle nicht mehr in der Lage, genügend Licht für ihre Arbeiten zur Verfügung zu haben. Sie siecht langsam aber sicher dahin, Sie werden krank.

Jedes Teilchen in der Zelle weiß genau, was wann zu tun ist, sofern alle Stoffe vorhanden sind, die sie braucht, um arbeiten zu können. Es ist ähnlich wie in unserem Staat.

1. Es ist genügend Arbeit da, alle haben Arbeit, alle wollen arbeiten.

Haben die Zellen alle nötigen Stoffe, wie Sauerstoff, Eiweiß, Zukker, Fett, Mineralstoffe, Spurenelemente , Vitamine, Salze, strukturiertes Zellwasser und wollen alle Organellen arbeiten, ist die Zelle und damit der Körper gesund.

Jeder weiß, was wann zu tun ist, Freizeiten sind geregelt, es macht keinem etwas aus, auch einmal Überstunden zu schieben. Das Betriebsklima ähnelt dem einer großen Familie, „Einer für alle, alle für Einen“. Der Chef (die Zelle) ist wie ein Vater zu seinen Kindern, es gibt Feste, die zusammen gefeiert werden, jeder kümmert sich um einen anderen und hilft ihm, so gut er kann.

2. Es ist genügend Arbeit für alle da und die Leute haben keine Lust, sie zu tun

Angenommen, Ihr Golgiapparat beschließt, er mache jetzt einmal den dringend nötigen Betriebsurlaub und sperrt für eine Woche zu. Was passiert? Das Licht in dieser Fabrik geht aus. Das Eiweiß wird angeliefert, stapelt sich vor den Werkstoren. Die zuführenden Wege werden verstopft. Irgendwann ist es nicht mehr frisch, vergammelt und fängt zu stinken an. Es vergiftet das mühsam strukturierte Zellwasser. Die Lysozyme haben keinen Bock, mehr zum gleichen Lohn wie bisher zu arbeiten und streiken. Es herrscht Chaos. Da kommt die Zelle auf eine Idee:

3. Es ist genügend Arbeit da, keiner will die Drecksarbeit machen, holen wir Fremdarbeiter zu Hilfe

Sie bringt diese in die Zelle und fordert sie auf, die Aufräumarbei - ten zu erledigen. Diese neuen Kräfte tun ihr Bestes, sie arbeiten im Bergbau, um das Protein abzubauen im Dunkeln, nur mit kleinen Biophotonenlampen , sprechen jedoch nicht die Sprache der Zelle und bringen einiges durcheinander. Sie haben fremde, unbekannte Stoffe mitgebracht (Nahrungsmittelergänzungs - , Farbstoffe, Giftstoffe, anorganische Mineralien) Sie lassen das Eiweiß liegen, schaffen das Fett und die Vitamine nach draußen (schicken ihren Verdienst in die Heimat) und der Zellkern (der Staat) kann sehen, wo er bleibt. Sie haben keine Ahnung, wie das Zellwasser hergestellt wird und lassen es lieber sein. Sie haben eine andere Zeiteinteilung und bringen den geregelten Tages-ablauf durcheinander. (Jetlag)

3. Es ist genügend Arbeit da und die Leute haben keine Lust, diese zu erledigen. Sie finden Ausreden, nicht arbeiten zu können, legen sich auf die faule Haut, erledigen Schwarzarbeit und fordern Arbeitslosenunterstützung.

Angenommen, Ihr Golgiapparat sperrt die Firma wieder auf. Die Arbeiter, die aus dem Urlaub zurückkommen, sehen das Chaos vor den Werkstoren. Sie waten im Brackwasser, das kein geregeltes Arbeiten mehr zuläßt. Die Zufahrtsstraßen sind heillos verstopft. Das Licht bleibt aus. Sie wären zwar in der Lage, dieses Durcheinander zu beseitigen, haben jedoch keine Lust und melden sich krank. Sie vergammeln ihre Tage mit Nichtstun und fordern trotzdem dafür Bezahlung - die sie auch bekommen, weil die Zelle ihnen glaubt, daß sie nicht arbeiten können. Die Zahlungen erfolgen aus den Vorräten der Zelle. (Rücklagen des Staates). Manche sind damit nicht zufrieden und klauen sich, was sie möchten. Andere suchen sich lukrative Nebenjobs, führen keine Steuern ab und kassieren doppelt. (Arbeitslosenunterstützung, Schwarzarbeit)

4. Die Zelle beschließt ob dieser Entwicklung, nur noch das Nötigste erledigen zu lassen, entläßt Mitarbeiter und verteilt die Arbeit neu.

Die Arbeiter stehen vor dem Zellentor und sind entlassen worden. Es kommt zur Krise. Die Zellversorgung wird auf ein Minimum heruntergefahren. Ungelernte Kräfte, die noch arbeiten wollen, müssen anspruchsvolle Jobs übernehmen und sind ständig überfordert. Die Arbeit wächst allen über den Kopf und die Zelle muß Konkurs anmelden. Insolvenz kann sie sich nicht mehr leisten. Die Lichter gehen aus und das wars dann. (Der Staat hat alle seine Reserven aufgebraucht, das ist leider inzwischen auch im „Normalleben“ bittere Wirklichkeit. Deutschland hat keine Rücklagen mehr). Die Folgen sind Krebs in der Zelle und Fremdbestimmung,weil es immer jemanden gibt, der mit Abfall und Dreck Geld machen will.

5. Die Zelle sieht, daß jemand kommt und ihr hilfreich zur Seite stehen will.

Ein kleines Prion, ein Bakterium oder ein Virus nähert sich der Zelle, hat eine Leuchtstoffröhre dabei und will der Zelle helfen, sich wieder neu zu organisieren. Es fängt an, Eiweiß zu aktivieren und zu ermuntern, selbst etwas zu tun, wenn schon die Organellen nicht mehr mögen und leuchtet mit dem künstlichen Licht. Das Eiweiß kann sich schon nicht mehr erinnern, wie schön es einmal war und eifert dem Trugbild des Prions nach. Doch auch dieses letzte Aufbäumen kann die Zelle nicht mehr retten und sie geht jämmerlich zugrunde.

Immer mehr Prionen / Viren / Bakterien versuchen, den Zellen zu neuem Leben zu verhelfen, doch das Todesurteil ist schon vorprogrammiert. Oder der Mechanismus des „Ich möchte sein wie Gott“ setzt ein, die Zelle macht Eigengärung und wird zur Krebszelle, die sich keinem Gesetz mehr unterwirft und andere Zellen anstachelt, sich aus dem festen Verband der Regeln zu entfernen.

Schreckensvision? Nö, Tatsache.

Warum gibt es überhaupt Krankheit? Weil der Mensch irgendwann begonnen hat, sich vom wahren Schöpfungsgedanken zu entfernen. Er hat sich die Erde nicht untertan gemacht, er hat angefangen, sie in seinem Wahn zu zerstören. Warum gab es die Pest, die Cholera, die Pocken? Um die Stärksten überleben zu lassen. Die mit den besten Genen, die dafür sorgen konnten, starke Nachkommen zu haben.

Da gab es noch andere Werte. Die Menschen halfen zusammen. Es gab Erfolgreiche und Nichterfolgreiche, wie heute. Es gab Reiche und Arme, wie heute. Die Menschen hatten chemisch unbelastetes Essen, das haben wir nicht mehr. Und reines Wasser aus Quellen, von dem wir heute nur noch träumen können. Seuchen reduzierten die Menschheit immer wieder auf ein erträgliches Weltenmaß herunter. Gab es zu viele Menschen, kam eine Seuche und raffte die meisten dahin. Die Überlebenden, die Stärksten, konnten sich wieder vermehren, starke Nachkommen zeugen, bis der Höhepunkt der Dekadenz erreicht war und die Natur eingriff. Es gab Vorbilder, denen die Jugend und Jedermann nacheifern konnte.

Hat sich daran etwas geändert? Ja. Jeder lebt für sich und wenn er schon mit anderen zusammen ist, dann entstehen oft nur oberflächliche Bindungen, die spätestens bei der ersten Unstimmigkeit zu Bruch gehen. Vorbilder sind verschwunden, oder kennen Sie einen Politiker oder gar ein Beamtlein, ein Lehrerlein, dem Sie oder Ihre Kinder, nacheifern möchten? Diplomatie wird mit Falschheit verwechselt, Eigenständigkeit mit Strafen belegt, Demonstranten in einem freiheitlichen Staat verurteilt usw.

Sehen Sie sich nur einmal die Demonstrationen im Wendland an. Da wissen die lieben Ticker, äh, die Politiker, daß es jedesmal Ärger gibt, wenn ein Castorsarg durch Deutschland fährt. Aber nein, da werden lieber alle verfügbaren Polizisten aus allen Bundesländern zusammengezogen, um „Ordnung“ zu schaffen. 14.000 gegen 5.000. Das erinnert mich an Asterix und Obelix im Kampf gegen die Römer. Dieses zurückgebliebene Pack konnte entweder mit Stärke oder durch List besiegt werden. Heutzutage ist es nicht viel anders. Schachteldenken gegen Kreativität. Und die Sieger? Sind immer die Kreativen, auch wenn es im ersten Moment nicht so aussieht. Auf der Strecke bleibt das Gehäufe der Schildkrötenaufgestellten, das zu steif und unbeweglich im Denken und Handeln ist.

Stellen Sie sich vor, ein Castorleichentransport. 14.000 Polizisten im Einsatz und in jeder Stadt ereignen sich zur selben Zeit viele Einbrüche, Diebstähle, Morde oder Unfälle. Was passiert? Die Ordnung läuft aus dem Ruder, weil die Flexibilität fehlt, mit diesen Situationen gleichzeitig umzugehen. Machen die Demonstranten dann auch noch Dinge, die nicht erwartet werden, herrscht erst einmal Chaos. Warum sind Beamtlein und Tickerlein nicht fähig einen Konsens zu finden, der nicht nur ihre eigene Machtgeilheit befriedigt, sondern sich wirklich mit den Sorgen und Nöten der Bevölkerung auseinandersetzt? Es ist immer das Unerwartete, das Menschen aus ihrem alten, festgefahrenen Denken wirft. (siehe auch Eva und Rainer Hahn: „Paradiesvogel trifft Amtsschimmel“ ISBN 3-935805-18-7)

Es gibt zwei Möglichkeiten, darauf zu reagieren:

1. man lacht darüber und überlegt sich einen kreativen Gegenschlag, der dann einen Dialog auf gleicher Ebene ermöglicht

2. man sperrt die Leute ein, ohne sich um ihr Anliegen zu kümmern. „Das ist halt so“. Nachbeter und Nichtdenker. Gewöhnt, sich fertige Gesetzesgerichte einzuverleiben.

3. Man nimmt die Probleme des anderen nicht ernst und tut sie als aufrührerisch ab

Der zweite Punkt wird liebend gerne in Deutschland propagiert, weil es einfacher ist, seine Gehirnzellen wegzusaufen, als sie zu benutzen. Protest von Seiten der Bürger ist nicht gefragt, der hat zu funktionieren und seine Schnauze zu halten, wie ein Tickerlein das will. Alle vier Jahre geht es dann freundlich lächelnd mit einem Parteiprogramm unter dem Arm auf die Straßen, verteilt rote, gelbe oder sonstwelche Rosen und schleimt sich beim Bürger ein, sein Ärschlein weit geöffnet, damit auch jeder leicht hineinkriechen kann. Große Auswahl gibt es eh nicht. Alle vier Jahre dürfen wir für ein paar Minuten Demokratie spielen, der Rest der Zeit ist Diktatur angesagt, weil der Bürger dann kein Mitspracherecht mehr hat. Die Bestimmung von Wahlprogrammen über den Köpfen der Wähler mit alzheimerähnlichen Erinnerungslücken. „Das habe ich so nicht gesagt / gemeint“ kommt es dann unschuldig von den Lippen des Tickerleins, das damit seinen Geisteszustand bekannt gibt. Doch ändern tut sich nichts, weil sein möglicher Nachfolger an der gleichen Erinnerungsmangelkrankheit leidet. Oder glauben Sie wirklich, daß es Wahlen gäbe, wenn die Möglichkeit bestünde, daß sich Gravierendes ändern würde? Politiker sind wie Vögel: Vor der Wahl fressen sie uns aus der Hand, danach scheißen sie auf uns.

Überlegen Sie einmal wie Politik läuft. Da gibt es ein Arschloch in einer XY Partei und jeder weiß das. Es wird darüber hergezogen und „Der muß weg“ - „Der hat sie nicht mehr alle“ - „Der ist eine Schande für uns“ usw. gerufen. Da kommt einer von der AB Gegenpartei und sagt dasselbe. Was passiert? Alle XY stellen sich hinter ihr Arschloch und behaupten das Gegenteil. „Nein, der ist gut“ - „Der ist der, den wir brauchen“ usw.

Gehen Sie einmal in einen Kindergarten, da läuft es nicht anders. „Du bist nicht mehr mein Freund, du bist blöd“ und im gleichen Atemzug „Du bist mein bester Freund“, nur um dem anderen eines auszuwischen. Schauen Sie sich einmal Bundestagsdebatten an.

Abgesehen davon, daß viele Plätze leer sind, hockt dieses Tickervolk gelangweilt in seinen Sesseln. Aufgepaßt wird nicht, dafür artfremde Dinge erledigt. Zeit ist Geld. Wann soll man denn sonst die Vorstandsrede bei der Jahreshauptversammlung der Bayerngrab AG vorbereiten?

Am besten wäre, jedes Tickerlein bekäme von seinen Bürgern eine hübsche Kindergartentasche mit der Brotzeit und Legobausteinen, dann wäre Politik auch wieder etwas Greifbares und diese Machthungrigen von der Straße, den ganzen Tag aufgeräumt und sie könnten in unserem Land nicht mehr diesen Unfug treiben, so wie jetzt. Dann könnten die Jungs gegenseitig ihre Armani-Anzüglein gebührend bewundern und die Tickermädchen neue Frisuren ausprobieren.

Erinnern Sie sich an das Top down Denken? Das typsiche Männerdenken? Was läuft in der Politik? Genau das Gleiche. Und lassen Sie sich nicht von den paar Frauen verunsichern, die sich hochgearbeitet haben. Die würden es mit Bottom up Denken in dieser Männerhorde nicht aushalten, die haben sich dem Top down Denken unterworfen und blasen in das gleiche Horn wie die Männer. Immer auf der Jagd nach dem Mammut. Schießen - Mammut fällt um - Fertig. Was danach kommt? Sie wissen schon.

Ja nicht die Wahrheit sagen und dazu stehen. Die Ehrlichkeit in Deutschland ist abgeschafft worden. Hoch lebe das A...kriechertum! Braun läßt grüßen. Da braucht es Sie nicht zu wundern, daß es keinen Lichtblick mehr gibt. Weil die meisten Politiker in irgendwelchen braunen Löchern hocken und da ist es bekanntlich dunkel. Und solche Menschen regieren ein ganzes Volk.

Doch gehen wir in der Entwicklung der Chemie weiter. Durch den Einzug der Medizin um 1750 überlebten immer mehr Menschen. Die „Umwelt“ entstand, die es so nicht geben kann. Ein Mensch kann nicht isoliert in einer Welt im „draußen“ leben, er ist immer ein Teil davon. Die Hygiene hielt Einzug, die „Umwelt“ wurde zum

Feind, Essen und Wasser mußten vermehrt, haltbar gemacht werden, damit alles den Stadtmenschen in ihrer künstlichen Umgebung zur Verfügung gestellt werden konnte.

Dazu wurden Dünger auf die Felder gekippt, um die Ernten zu erhöhen. Das Wasser kam in Rohre und wurde von weit her in die wachsenden Städte gepumpt. Die ersten Schadstoffe waren in den Grundnahrungsmitteln. Immer mehr Menschen wurden geboren, weil die Versorgung plötzlich besser schien. Immer mehr Städte und Häuser entstanden, um diesem Bevölkerungswachstum gerecht zu werden. Erste „Umweltkrankheiten" erschienen. Die Industrialisierung nahm ihren Aufschwung und der Mensch wurde gierig nach Besitz und Geld. Die Luft und das Wasser wurden egal, es gab ja genug. Und so schlimm wird das schon nicht mit den Schadstoffen werden. Man kann ja nichts sehen. Nach uns die Sintflut. Das, was der Mensch aß, wurde zur Nebensache. Hauptsache schnell und schmackhaft. Die lange Vorratshaltung hielt Einzug in die deutschen Haushalte in Form von Tütensuppen, H-Milch und Fertiggerichten mit Konservierungsmitteln, Farb- und Nahrungsergänzungsstoffen. Und ein Ende ist nicht absehbar. (siehe auch: BSE und kein Ende? Teil I ISBN 3-935805-13-6).

Diese Schadstoffe setzen sich auf die Gene und werden nun von Generation zu Generation weitervererbt. Die Menschen erkranken immer mehr an ihrer Nahrung. Lebensmittel werden zum Konsumgut. Das Leben wurde herausgenommen. Milch-, Weizen-, Eiweiß- und Pollenallergien, um nur einige zu nennen, sind auf dem Vormarsch. Die Pollen werden plötzlich zur Bedrohung, weil der Mensch die darauf sitzenden Schadstoffe nicht mehr verträgt, aber: „Es gibt da keinen Zusammenhang", sagen die weißen Halbgötter mit Überzeugung und Top down Denken und haben keine Ahnung. Schnell ein Cortison in den Körper, dann gehts schon wieder. Top Down. Mitreden kann da nur eine Mutter, die jahrelang am Bett ihres asthmakranken Kindes, gewacht hat und mit ansehen mußte, wie es elendiglich verreckte und mit einem Achselzucken ärztlicherseits bedacht wurde.

Hätten unsere Vorfahren in früheren Zeiten genauso gehandelt, die Ägypter z.B. beim Bau ihrer Pyramiden mit Baggern und Schaufelladern die Luft verpestet oder die Chinesen ihre Medizin mit Apparaten betrieben, hätte sich das Leben auf der Erde schon verzogen und unsere Beamtlein, die Tickerlein, Sie und mich gäbe es dann auch nicht mehr. Die Generationen vor uns konnten noch vernetzt denken und jeder Top down kann nur davon träumen. In unserer heutigen Hochtechnologiegesellschaft wird allen Ernstes geglaubt, daß die Hochkulturen unserer Vorfahren zu technischen Errungenschaften nicht fähig gewesen wären. Weit gefehlt. Der Computer, so wie er heute funktioniert, wurde vor mehr als 5000 Jahren von den Chinesen aufgrund von Beobachtung erdacht und angewandt. Noch immer sind die heutigen Geräte noch nicht in der Lage, mehr als die Null und die Eins zu verarbeiten, so wie damals. Dieses Wissen findet sich noch heute in der richtigen Akupunktur, die Rücksicht auf die Kompatibilität eines jeden Menschen mit den verschiedenen Punkten. Allerdings ist es aufgrund weißkittelmäßiger Eigenmacht einer Rezeptakupunktur gewichen und wird, so verwaschen, als das einzig Richtige hingestellt. Wenn der Akupunkturvodoo nicht funktioniert, ist eben der Patient schuld oder die Methode taugt nichts.

Woran unsere Vorfahren dachten und sich sorgten, waren die Generationen nach ihnen. Die Kirche im Mittelalter hat es geschafft, Menschen, die zukunftsträchtige, unmenschliche Visionen hatten, in einem Feuerchen zu entsorgen, der Staat mit seinen Machthabern sperrte und sperrt sie ein. Heute heißt das Ganze „Sicherheitsverwahrung“ und „Ruhigstellung“. Visionäre sind dem Staat ein Greul, weil er sich in seiner menschenunwürdigen Entwicklung gestört fühlt. Für mich sind diese Monster degeneriert bis ins Mark hinein, unfähig, Zusammenhänge zu erfassen, gehirntechnisch suboptimiert. Wieviele Gegner gab es bei der Ausbringung von Pestiziden auf die Felder? Und wie wurde diese Angst von Tickerseite ernst genommen?

Wo glauben Sie, landet das ganze Gift, das Sie essen? Und die

Medikamente, die Sie brauchen, um über die Runden zu kommen? Im Clo? Ja, da auch. Und danach? Im Grundwasser. Weil keine Kläranlage der Welt sich darum schert, wieviel Chemie von Seiten der Nahrung im Wasser ist. Denken Sie einmal daran, was passiert, wenn Sie das Zeitliche gesegnet haben. Im Grab werden Sie nicht ewig liegen. Sie lösen sich auf. Und damit auch alle Schadstoffe, die Sie zu sich genommen haben. Wenn es regnet, und Sie sich schon soweit aufgedröselt haben, dann kommt das alles ins Grundwasser und steht Ihren Nachkommen zur Verfügung. Da wird es dann eines Tages heißen: „Mmh, da kommen die Pizza-Nitrosamine von Oma“.

Die Errungenschaften der Medizin befassen sich nicht mit den Folgen. Jetzt, nachdem unsere Gene entschlüsselt wurden, denkt keiner dieser Schlauwis,was durch Genmanipulation geschehen kann. Stellen Sie sich vor, Sie spielen Schach. Sie machen den ersten Zug. Der ist noch ungefährlich. Doch je weiter Sie in das Spiel eintauchen, um so komplizierter wird es. Sie müssen sehr komplex denken, um die Gedanken Ihres Gegenübers zu erraten, welchen Zug er als nächstes machen wird. Sie müssen auf alles vorbereitet sein. Irgendwann sind Sie in der Zwickmühle, weil Sie wissen, daß Sie eine Figur verlieren werden. Sie werden Schadensbegrenzung machen und lieber den Läufer als die Dame opfern. Dabei wissen Sie aber immer noch nicht, ob das Ihr Tod sein wird, oder nicht. Haben Sie Glück und Ihr Gegner übersieht Ihre Taktik, können Sie gewinnen, wenn nicht, dann haben Sie Pech gehabt. Jetzt hat ein Schachspiel aber „nur“ 16 Spielfiguren. Wie weit aus komplexer und nachhaltiger ist da der Eingriff in unsere Gene?

Aber der Arzt kann mit stolzgeschwellter Brust mit offenen, wehendem weißen Mäntelchen durch die Gegend laufen und seinen gottähnlichen Status nach außen zeigen. „Ich habe die Menschen geheilt“ kommt dann häufig über die Lippen. Vorsicht meine Lieben. Keiner von Euch kann das. Und irgendwann müßt auch Ihr Euch vor einer höheren Instanz verantworten. Denn das, was Ihr glaubt, Gutes getan zu haben, kann genauso ins Auge gehen, wenn Ihr um jeden Preis versucht habt, Gott zu spielen.

Der heutige Mensch ist nicht mehr fähig, loszulassen, sei es Hab und Gut oder einen Menschen. Da werden Aktien gehortet, der optimalste Dachfond angesteuert, um noch mehr Profit zu bekommen. Es ist nur noch jemand etwas wert, der ein gewisses Einkommen hat. Und der lässig über Golfplätze schlendert. Da wird geklammert und um das Leben gebettelt, anstatt das Gute im Tod zu sehen: Daß der andere zu einem neuen, einem besseren Zyklus bereit wird, und ich lernen kann, mit meiner Trauer umzugehen und einen Lernschritt zu tun.

Und, welche Seele kann mit manipulierten Genen etwas anfangen? Kommen jetzt die Seelenlosen zur Welt? Die, die ganz ohne Emotionen und Rechtshirn auskommen? Die Zeugung derer, die ganz ohne Gefühle handeln?

Es gibt da wieder ein nettes Spielchen aus der chinesischen Numerologie, die es seit tausenden von Jahren gibt. „Die Zwei (und jeder, der jetzt im 2. Jahrtausend auf die Welt kommt, hat die im Geburtsdatum) bezeichnet sensitive und intuitive Eigenschaften. Diese Menschen haben die Gabe, Ungerechtigkeiten aufzudekken". Ob das allerdings für Genmanipulierte auch zutrifft, wage ich zu bezweifeln. Denn was ein Staat nicht brauchen kann, sind Leute, die die obengenannten Eigenschaften haben. Er braucht Menschen, die leicht zu händeln sind und keinen Ärger machen. Jetzt werden Sie auch die Geschichte mit dem Fluor verstehen, die die Menschen manipulierbar macht. Und zur totalen Satellitenüberwachung paßt am besten die Genmanipulation.

Leider werden diese Schöpfungsgeilen vergessen, daß auf diesen Genen Schadstoffe von ihren Vormonstern sitzen, die sie schwer oder garnicht wegmanipulieren können. Und Ärzte und Beamtlein erreichen mit ihrem Handeln, daß die Menschheit langsam aber sicher den Gifttod sterben muß. Über Hitler wurde hergezogen, doch was macht Ihr? Holocaust auf die langsame, subtile Art. Sie glaubens nicht? Sehen Sie sich die folgende Liste mit den Pestiziden an, die in der Landwirtschaft, beim Obst-, Gemüse-, Weinbau und bei Zierblumen angewendet werden dürfen, die alle von Beamtleinseite mutig genehmigt wurden und später in unserem Wasser bzw. der Nahrung landen.

	Wirkstoffname	**Funktion**
1	(Z)11-Tetradecen-1-yl-acetat	Insektizid
2	1,3-Dichlorpropen	Nematizid
3	1-Naphtylessigsäure	Wachstumsregler
4	2,3,6-TBA	Herbizid
5	2,4,5-T	Herbizid
6	2,4-D	Herbizid
7	2,4-DB	Herbizid
8	2,4-DCPA	Herbizid
9	4-(-3-Indol)buttersäure	Wachstumsregler
10	8-Hydroxychinolin	Fungizid
11	Abamectin	Akarizid
12	Acephat	Insektizid
13	Acetamiprid	Insektizid
14	Acetochlor	Herbizid
15	Acifluorfen	Herbizid
16	Aclonifen	Herbizid
17	Acridinbasen	Repellent
18	Acrinathrin	Insektizid
19	Alachlor	Herbizid
20	Alanycarb	Insektizid
21	Aldicarb	Insektizid
22	Aldrin	Insektizid
23	Allidochlor	Herbizid
24	Alloxydim	Herbizid
25	Allylalkohol	Herbizid
26	Alphacypermethrin	Insektizid
27	Aluminiumphosphid	Rodentizid

28	**Ametryn**	**Herbizid**
29	Amidosulfuron	Herbizid
30	Aminocarb	Insektizid
31	Amitraz	Insektizid
32	Amitrol	Herbizid
33	Ampelomyces quisqualis	Fungizid
34	Anilazin	Fungizid
35	Anilofos	Herbizid
36	Anthrachinon	Repellent
37	Asulam	Herbizid
38	**Atrazin**	**Herbizid**
39	Azaconazol	Fungizid
40	Azadirachtin	Insektizid
41	Azamethiphos	Insektizid
42	Azinphos-Ethyl	Insektizid
43	Aziprotryn	Herbizid
44	Azocyclotin	Akarizid
45	Azoxystrobin	Fungizid
46	Bacillus thuringiensis	Insektizid
47	Barban	Herbizid
48	Benalaxyl	Fungizid
49	Benazolin	Herbizid
50	Bendiocarb	Insektizid
51	Benfluralin	Herbizid
52	Benfuracarb	Insektizid
53	Benomyl	Fungizid
54	Benoxacor	Herbizid
55	Bensulid	Herbizid
56	Bensultap	Insektizid
57	Bentazon	Herbizid
58	Benzolyl-propethyl	Herbizid
59	Benzthiazuron	Herbizid
60	Beta-Cyfluthrin	Insektizid

61	Bifenox	Herbizid
62	Bifenthrin	Insektizid
63	Binapacryl	Akarizid
64	Bioallethrin	Insektizid
65	Bitertanol	Fungizid
66	Brodifacoum	Rodentizid
67	Bromacil	Herbizid
68	Bromadiolon	Rodentizid
69	Bromfenoxim	Herbizid
70	Bromophos	Insektizid
71	Bromoxynil	Herbizid
72	Brompropylat	Akarizid
73	Brompyrazon	Herbizid
74	Bromuconazol	Fungizid
75	Bupirimat	Fungizid
76	Buprofezin	Insektizid
77	Butachlor	Herbizid
78	Butafenacil	Herbizid
79	Butocarboxim	Insektizid
80	Butoxycarboxim	Insektizid
81	Butralin	Herbizid
82	Buturon	Herbizid
83	Butylat	Herbizid
84	Cadusafos	Insektizid
85	Calciumcarbid	Rodentizid
86	Calciumcyanamid	Herbizid
87	Calciumcyanid	Insektizid
88	Calciumphosphid	Rodentizid
89	Captafol	Fungizid
90	Captan	Fungizid
91	Carbaryl	Insektizid
92	Carbendazim	Fungizid
93	Carbetamid	Herbizid
94	Carbofuran	Insektizid
95	Carbosulfan	Insektizid
96	Carboxin	Fungizid

97	Carfentrazone	Herbizid
98	Cartap	Insektizid
99	Chinomethionat	Insektizid
100	Chlorbromuron	Herbizid
101	Chlorbufam	Herbizid
102	Chlordan	Insektizid
103	Chlordimeform	Akarizid
104	Chlorfenvinphos	Insektizid
105	Chlorflurenol	Herbizid
106	Chloridazon	Herbizid
107	Chlormephos	Insektizid
108	Chlormequat	Wachstumsregler
109	Chloroneb	Fungizid
110	Chloroxuron	Herbizid
111	Chlorphacinon	Rodentizid
112	Chlorpikrin	Insektizid
113	Chlorpropham	Herbizid
114	Chlorpyrifos	Insektizid
115	Chlorthal	Herbizid
116	Chlorthalonil	Fungizid
117	Chlorthiamid	Herbizid
118	Chlorthiophos	Insektizid
119	Chlortoluron	Herbizid
120	Chlozolinat	Fungizid
121	Cinidon-ethyl	Herbizid
122	Cinosulfuron	Herbizid
123	Clethodim	Herbizid
124	Climbazol	Fungizid
125	Clodinafop	Herbizid
126	Clofentezin	Insektizid
127	Clomazone	Herbizid
128	Clopyralid	Herbizid
129	Cloquintocet	Herbizid
130	Codlemone	Insektizid
131	Coniothyrium minitans	Fungizid
132	Coumaphos	Insektizid

133	Crimidin	Rodentizid
134	Crufomat	Insektizid
135	Cumatetralyl	Rodentizid
136	Cyanamid	Herbizid
137	Cyanazin	Herbizid
138	Cyclanilid	Wachstumsregler
139	Cycloat	Herbizid
140	Cycloxydim	Herbizid
141	Cycluron	Herbizid
142	Cyfluthrin	Insektizid
143	Cyhalofop-butyl	Herbizid
144	Cyhalothrin	Insektizid
145	Cyhexatin	Insektizid
146	Cymoxanil	Fungizid
147	Cypermethrin	Insektizid
148	Cyprazin	Herbizid
149	Cyproconazol	Fungizid
150	Cyprodinil	Fungizid
151	Cyromazin	Insektizid
152	Dalapon	Herbizid
153	Daminozid	Wachstumsregler
154	Dazomet	Nematizid
155	DDT	Insektizid
156	Deiquat	Herbizid
157	Deltamethrin	Insektizid
158	Demeton-S-Methyl	Insektizid
159	Demeton-S-Methysulfon	Insektizid
160	Desmedipham	Herbizid
161	**Desmetryn**	**Herbizid**
162	**Desethylenatrazin**	**Herbizid**
163	**Desisoprophylatrazin Herbizid**	
164	Diafenthiuron	Akarizid

165	Dialifos	Insektizid
166	Diazinon	Insektizid
167	Dicamba	Herbizid
168	Dichlobenil	Herbizid
169	Dichlofluanid	Fungizid
170	Dichlone	Fungizid
171	Dichlorprop	Herbizid
172	Dichlorvos	Insektizid
173	Diclobutrazol	Fungizid
174	Diclofop-Methyl	Herbizid
175	Dicloran	Fungizid
176	Dicofol	Akarizid
177	Dicrotophos	Insektizid
178	Dicyclopentadien	Repellent
179	Dieldrin	Insektizid
180	Dienochlor	Akarizid
181	Diethofencarb	Fungizid
182	Difenacoum	Rodentizid
183	Difenoconazol	Fungizid
184	Difenzoquat	Herbizid
185	Difethialon	Rodentizid
186	Diflubenzuron	Insektizid
187	Diflufenican	Herbizid
188	Dikegulac	Wachstumsregler
189	Dimefox	Insektizid
190	Dimefuron	Herbizid
191	Dimethachlor	Herbizid
192	Dimethenamid	Herbizid
193	Dimethoat	Insektizid
194	Dimethomorph	Fungizid
195	Dinobuton	Akarizid
196	Dinocap	Fungizid
197	Dinoseb-acetat	Herbizid
198	Dinoterb	Herbizid
199	Dioxacarb	Insektizid
200	Dioxathion	Insektizid

201	Diphenamid	Herbizid
202	Dipropetryn	Herbizid
203	Disulfoton	Insektizid
204	Ditalimfos	Fungizid
205	Dithianon	Fungizid
206	Diuron	Herbizid
207	DNOC	Insektizid
208	Dodecadien	Insektizid
209	Dodemorph	Fungizid
210	Dodin	Fungizid
211	E7-Z9-Dodecadienylacetat	Insektizid
212	Edifenphos	Fungizid
213	Empenthrin	Insektizid
214	Endosulfan	Insektizid
215	Endothal	Herbizid
216	Endrin	Insektizid
217	EPN	Insektizid
218	Epoxiconazol	Fungizid
219	EPTC	Herbizid
220	Esfenvalerat	Insektizid
221	Ethephon	Wachstumsregler
222	Ethidimuron	Herbizid
223	Ethiofencarb	Insektizid
224	Ethion	Insektizid
225	Ethirimol	Fungizid
226	Ethofumesat	Herbizid
227	Ethoprophos	Nematizid
228	Ethoxyquin	Fungizid
229	Etrimfos	Insektizid
230	Famoxadone	Fungizid
231	Fenaminosulf	Fungizid
232	Fenamiphos	Nematizid
234	Fenarimol	Fungizid
235	Fenazaflor	Akarizid
236	Fenazaquin	Akarizid
237	Fenbuconazol	Fungizid

238	Fenbutatin-Oxid	Akarizid
239	Fenchlorazol-Ethyl	Herbizid
240	Fenchlorphos	Insektizid
241	Fenfuram	Fungizid
242	Fenhexamid	Fungizid
243	Fenitrothion	Insektizid
244	Fenoxaprop-Ethyl	Herbizid
245	Fenoxaprop-P	Herbizid
246	Fenoxycarb	Insektizid
247	Fenpiclonil	Fungizid
248	Fenpropathrin	Insektizid
249	Fenpropidin	Fungizid
250	Fenpropimorph	Fungizid
251	Fenpyroximat	Akarizid
252	Fensulfothion	Nematizid
253	Fenthion	Insektizid
254	Fentin-Acetat	Fungizid
255	Fentinhydroxid	Fungizid
256	Fenvalerat	Insektizid
257	Ferbam	Fungizid
258	Fipronil	Insektizid
259	Flamprop-M-Isopropyl	Herbizid
260	Flocoumafen	Rodentizid
261	Florasulam	Herbizid
262	Fluazifop	Herbizid
263	Fluazinam	Fungizid
264	Flubenzimin	Insektizid
265	Fluchloralin	Herbizid
266	Flucythrinat	Insektizid
267	Fludioxonil	Fungizid
268	Flufenacet	Herbizid
269	Fluoroglycofen	Herbizid
270	Flupyrazofos	Insektizid
271	Flupyrsulfuronmethyl	Herbizid
272	Fluquinconazol	Fungizid
273	Flurenol	Herbizid

274	Flurochloridon	Herbizid
275	Fluroxypyr	Herbizid
276	Flurprimidol	Wachstumsregler
277	Flurtamone	Herbizid
278	Flusilazol	Fungizid
279	Fluthiamid	Herbizid
280	Flutriafol	Fungizid
281	Fluvalinat	Insektizid
282	Folpet	Insektizid
283	Fonofos	Insektizid
284	Formetanat	Akarizid
285	Formothion	Insektizid
286	Fosamin-Ammonium	Herbizid
287	Fosetyl	Fungizid
288	Fuberidazol	Fungizid
289	Furalaxyl	Fungizid
290	Glufosinat	Herbizid
291	Glyphosat	Herbizid
292	Glyphosat-Trimesium	Herbizid
293	Guazatin	Fungizid
294	Haloxyfopsäure	Herbizid
295	Heptachlor	Insektizid
296	Heptenophos	Insektizid
297	Hexachlorbenzol	Insektizid
298	Hexaconazol	Fungizid
299	Hexazinon	Herbizid
300	Hexythiazox	Insektizid
301	Hymexazol	Fungizid
302	Imazalil	Fungizid
303	Imazamethabenz-methyl	Herbizid
304	Imazapyr	Herbizid
305	Imidacloprid	Insektizid
306	Indoxacarb	Insektizid
307	Iodosulfuron	Herbizid
308	Ioxynil	Herbizid
309	Iprodion	Fungizid

310	Iprovalicarb	Fungizid
311	Isobenzan	Insektizid
312	Isocarbamid	Herbizid
313	Isodrin	Insektizid
314	Isofenphos	Insektizid
315	Isoproturon	Herbizid
316	Isoxaben	Herbizid
317	Isoxaflutol	Herbizid
318	Karbutilat	Herbizid
319	Kelevan	Insektizid
320	Kresoxim-methyl	Fungizid
321	Kupferhydroxid	Fungizid
322	Kupfernaphthenat	Repellent
323	Kupferoxychlorid	Fungizid
324	Kupfersulfat	Fungizid
325	Lambda-Cyhalothrin	Insektizid
326	Lenacil	Herbizid
327	Lindan	Insektizid
328	Linuron	Herbizid
329	Lufenuron	Insektizid
330	Magnesiumphosphid	Rodentizid
331	Malathion	Insektizid
332	Maleinsäurehydrazid	Herbizid
333	Mancozeb	Fungizid
334	Maneb	Fungizid
335	MCPA	Herbizid
336	MCPB	Herbizid
337	Mecoprop	Herbizid
338	Mefenacet	Herbizid
339	Mefenpyr	Herbizid
340	Mefluide	Wachstumsregler
341	Mepanipyrim	Fungizid
342	Mepiquat	Wachstumsregler
343	Mepronil	Fungizid
344	Mercaptodimethur	Insektizid
345	Metalaxyl	Fungizid

346	Metalaxyl-M	Fungizid
347	Metaldehyd	Molluskizid
348	Metam-Natrium	Nematizid
349	Metamitron	Herbizid
350	Metarhizium anisopliae	Insektizid
351	Metazachlor	Herbizid
352	Metconazol	Fungizid
353	Methabenzthiazuron	Herbizid
354	Methamidophos	Insektizid
355	Methfuroxam	Fungizid
356	Methidathion	Insektizid
357	Methiocarb	Insektizid
358	Methomyl	Insektizid
359	Methoprotryn	Herbizid
360	Methoxychlor	Insektizid
361	Methylbromid	Nematizid
362	Methylisothiocyanat	Nematizid
363	Metiram	Fungizid
364	Metobromuron	Herbizid
365	Metolachlor	Herbizid
366	Metosulam	Herbizid
367	Metoxuron	Herbizid
368	Metribuzin	Herbizid
369	Metsulfovax	Fungizid
370	Metsulfuron-Methyl	Herbizid
371	Mevinphos	Insektizid
372	Mirex	Insektizid
373	Molinat	Herbizid
374	Monalide	Herbizid
375	Monochlorbenzol	Rodentizid
376	Monocrotophos	Insektizid
377	Monolinuron	Herbizid
378	Monuron	Herbizid
379	Morfamquat	Herbizid
380	Myclobutanil	Fungizid
381	Nabam	Fungizid

382	Naphthylessigsäureamid	Wachstumsregler
383	Napropamid	Herbizid
384	Neburon	Herbizid
385	Nicosulfuron	Herbizid
386	Nitralin	Herbizid
387	Nitrothal-Isopropyl	Fungizid
388	Norflurazon	Herbizid
389	Nuarimol	Fungizid
390	Omethoat	Insektizid
391	Orbencarb	Herbizid
392	Oryzalin	Herbizid
393	Oxadiargyl	Herbizid
394	Oxadiazon	Herbizid
395	Oxadixyl	Fungizid
396	Oxamyl	Nematizid
397	Oxasulfuron	Herbizid
398	Oxycarboxin	Fungizid
399	Oxydemeton-Methyl	Insektizid
400	Oxyfluorfen	Herbizid
401	Paclobutrazol	Wachstumsregler
402	Paecilomyces fumosoroseus	Insektizid
403	Paraquat	Herbizid
404	Parathion	Insektizid
405	Parathion-Methyl	Insektizid
406	Pebulat	Herbizid
407	Penconazol	Fungizid
408	Pencycuron	Fungizid
409	Pendimethalin	Herbizid
410	Permethrin	Insektizid
411	Perthan	Insektizid
412	Phenkapton	Akarizid
413	Phenmedipham	Herbizid
414	Phorat	Insektizid
415	Phosalon	Insektizid
416	Phosmet	Insektizid
417	Phosphamidon	Insektizid

418	Phoxim	Insektizid
419	Picloram	Herbizid
420	Piperonlybutoxid	Insektizid
421	Piproctanyl	Wachstumsregler
422	Pirimicarb	Insektizid
423	Pirimiphos-Methyl	Insektizi
424	Plifenat	Insektizid
425	Primisulfuron	Herbizid
426	Prochloraz	Fungizid
427	Procymidon	Fungizid
428	Profenofos	Insektizid
429	Promecarb	Insektizid
430	**Prometryn**	**Herbizid**
431	Propachlor	Herbizid
432	Propamocarb	Fungizid
433	Propanil	Herbizid
434	Propaquizafop	Herbizid
435	Propargit	Akarizid
436	**Propazin**	**Herbizid**
437	Propetamphos	Insektizid
438	Propham	Herbizid
439	Propiconazol	Fungizid
440	Propineb	Fungizid
441	Propoxur	Insektizid
442	Propyzamid	Herbizid
443	Prosulfocarb	Herbizid
444	Prosulfuron	Herbizid
445	Prothiofos	Insektizid
446	Pymetrozin	Insektizid
447	Pyrazophos	Fungizid
448	Pyrethrum	Insektizid
449	Pyridat	Herbizid

450	Pyrifenox	Fungizid
451	Pyrimethanil	Fungizid
452	Pyriproxyfen	Insektizid
453	Quassin	Insektizid
454	Quinalphos	Insektizid
455	Quinmerac	Herbizid
456	Quinoclamin	Herbizid
457	Quinoxyfen	Fungizid
458	Quintozen	Fungizid
459	Quizalofop	Herbizid
460	Quizalofop-ethyl	Herbizid
461	Quizalofop-P	Herbizid
462	Rimsulfuron	Herbizid
463	Rotenon	Insektizid
464	Schwefel	Fungizid
465	Sebuthylazin	Herbizid
466	Secbumeton	Herbizid
467	Sethoxydim	Herbizid
468	**Simazin**	**Herbizid**
469	Spiroxamine	Fungizid
470	Streptomycin	Antibiotika
471	Sulcotrion	Herbizid
472	Sulfachinoxalin	Rodentizid
473	Sulfosulfuron	Herbizid
474	Sulfotep	Insektizid
475	Sulprofos	Insektizid
476	Tau-Fluvalinat	Insektizid
477	TCA	Herbizid
478	Tebuconazol	Fungizid
479	Tebufenozid	Insektizid
480	Tebufenpyrad	Akarizid
481	Tebutam	Herbizid
482	Tebuthiuron	Herbizid
483	Tecnazen	Fungizid

484	Teflubenzuron	Insektizid
485	Tefluthrin	Insektizid
486	Tepraloxydim	Herbizid
487	Terbacil	Herbizid
488	Terbufos	Insektizid
489	Terbumeton	Herbizid
490	**Terbuthylazin**	**Herbizid**
491	**Terbutryn**	**Herbizid**
492	Tetrachlorvinphos	Insektizid
493	Tetradecen	Insektizid
494	Tetradifon	Akarizid
495	Tetramethrin	Insektizid
496	Tetrasul	Akarizid
497	Thiabendazol	Fungizid
498	Thiacloprid	Insektizid
499	Thiazafluron	Herbizid
500	Thiazopyr	Herbizid
501	Thifensulfuron	Herbizid
502	Thiocyclam	Insektizid
503	Thiodicarb	Insektizid
504	Thiofanox	Insektizid
505	Thiometon	Insektizid
506	Thionazin	Nematizid
507	Thiophanat-methyl	Fungizid
508	Thiram	Fungizid
509	Tolclofos-Methyl	Fungizid
510	Tolylfluanid	Fungizid
511	Triadimefon	Fungizid
512	Triadimenol	Fungizid
513	Triallat	Herbizid
514	Triasulfuron	Herbizid
515	Triazamat	Insektizid

516	Triazophos	Insektizid
517	Triazoxid	Fungizid
518	Tribenuron-Methyl	Herbizid
519	Trichlorfon	Insektizid
520	Trichloronat	Insektizid
521	Triclopyr	Herbizid
522	Tridemorph	Fungizid
523	Trietazin	Herbizid
524	Trifloxystrobin	Fungizid
525	Triflumizol	Fungizid
526	Triflumuron	Insektizid
527	Trifluralin	Herbizid
528	Triflusulfuron	Herbizid
529	Triforin	Fungizid
530	Trinexapac	Wachstumsregler
531	Triticonazol	Fungizid
532	Vamidothion	Insektizid
533	Vinclozolin	Fungizid
534	Vondozeb	Fungizid
535	Warfarin	Rodentizid
536	Z-9 Dodecenylacetat	Insektizid
537	Zineb	Fungizid
538	Zinkphosphid	Rodentizid
539	Ziram	Repellent

Leider konnte ich nicht alle 600 Giftmischungen ausfindig machen. Und wissen Sie, wieviele in unserem Trinkwasser getestet werden? Ganze 10!!!! Dabei sind Atrazin, Desethylatrazin und Des-iso-prophylatrazin seit den 90er Jahren verboten. Was bedeutet das? Jetzt werden die Altlasten einer unwahrscheinlich menschenverachtenden Chemiepolitik sichtbar.

Warum werden nur ganze 10 Gifte getestet? Als die Gefahr bestand, daß die Grenzwerte überschritten werden könnten, wurden einfach weniger Substanzen getestet. und damit war die Welt des Trinkwasserbeamtlein wieder in Ordnung und es kann sich ruhig in seinem Sesselchen räkeln. Gut gemacht, Beamtlein! Ein kluger Schachzug. Eine todbringende Frechheit.

Chlorkohlenwasserstoffe (CKW)

Dies sind kettenförmige Kohlenwasserstoffe, bei denen Wasseratome durch Chlor ersetzt wurden. Sie kommen in der Natur nicht vor. Deshalb ist ein Abbau nicht möglich. Hierzu gehören unter anderem DDT, Lindan, Dioxine und Furane, die alle im Verdacht stehen, krebserregend zu sein.

Die aliphatischen Kohlenwasserstoffe werden in der Lebensmittelindustrie zum Herstellen und Lösen von Aromastoffen benutzt. Sie werden als mindergiftig bis sehr giftig eingestuft.

Tetrachlormethan (wird im Trinkwasser getestet)

es landet in der Nahrungskette und hat die höchste Konzentration im Menschen und den Säugetieren. Es lagert sich hauptsächlich im Gehirn, in der Leber, in der Niere, dem Herzen und den Keimdrüsen ab und greift das Zentralnervensystem an. Es kommt zu Schleimhautreizungen, Hornhauttrübungen und Lungenentzündungen. Es findet sich in unserem Trinkwasser wieder

1.1.1 Trichlorethan (wird im Trinkwasser getestet)

Dieses CKW greift Aluminium und Kunststoff an. Eine thermische Zersetzung findet bei 160° statt. Nehmen Sie irgendein aromatisiertes Fertiggericht, kochen Sie es in einem Aluminiumgefäß bei 225° und schon haben Sie das 1.1.1.Trichloretan gelöst und für Ihren Körper gängig gemacht. Es kommt zu den gefährlichen Zersetzungsprodukten Salzsäure, Chlor, Phosgen und Kohlenmonoxid. Nachdem Sie das Essen schlucken, werden irgendwann Ihre

Leber, die Nieren und das Zentralnervensystem damit in Kontakt kommen. Sie könnten unter Kopfschmerz, Übelkeit und Schwindel leiden. Wenns ganz schlimm kommt und Sie schwanger sind, kann Ihr Baby geschädigt werden oder sich verabschieden. Es muß als halogenhaltiges Lösungsmittel entsorgt werden.

1.1.2.2.-Tetrachlorethan (wird nicht im Trinkwasser getestet)

bei Kontakt kommt es zu Leberschäden wie der Zirrhose, zu Nierenstörungen und Zentralnervensystemstörungen. Es kommt zu Übelkeit, Erbrechen, Schwindel und Narkose. Die Entsorgung geschieht im Sondermüll.

Medikamente
(werden im Trinkwasser nicht getestet)

Wie schon mehrfach angesprochen, gelangen früher oder später über die Ausscheidungen von Mensch und Tier Medikamente ins Grundwasser. Auf die Frage in einem Wasserlabor, welche Stoffe davon im Trinkwasser getestet werden, kam nur ein telefonisches Achselzucken. Es werden viele hormonell wirksame Chemikalien ausgeschieden.

1) Hormone

Es gibt eine Reihe von Hormonen, die durch die Einleitung in unser Trinkwasser, wieder in den Menschen zurück gelangen.

a) Östrogen

Ein Wachstumshormon bei Mensch und Tier. Babys brauchen zum Wachsen Östrogene, Tiere werden damit gemästet und die

Schlachtreife setzt eher ein. Denken Sie nur an den immensen Verbrauch der Antibaby Pille seit den 60er Jahren. Bei Frauen, die an Zyklusstörungen leiden, kann dies hier einen Zusammenhang geben, weil die Überfütterung mit Östrogenen in der zweiten Zyklushälfte durch Trinkwasser zum Entgleisen des Hormonhaushaltes führt. Und die Männer? Die verweiblichen. Das männliche Hormon Testosteron wird durch das Östrogen unterdrückt, die Zeugungsfähigkeit nimmt ab und immer mehr mißgebildete und lahme Samen bevölkern den Samenerguß. Und nun kommt der natürliche Regelkreis wieder in Bewegung. Die Natur schlägt zurück. Der Mensch vergiftet das Wasser, das Wasser den Menschen und er kann sich nur noch schwer vermehren.

b) Hypophyse

Durch die Überladung mit Hormonen wird die Hypophyse, der Absender für die Hormonschreiben an die einzelnen Drüsen im Körper, ständig in seiner Ausübung gestört. Dauernd läutet dort das Telefon, es wird pausenlos reklamiert, Aufträge storniert, Rückmeldungen vergessen, Mahnbescheide nicht eingelöst und es kommt zu Fehlleitungen und damit Fehlinterpretationen am Zielort. Dies kann z.B. bedeuten, daß nicht genügend Schilddrüsenhormon hergestellt werden kann, weil

- der Auftrag falsch war

- der Auftrag nicht ankam

- der pH-Wert nicht stimmte

- nicht genügend organisches Jod vorhanden war

- Calcium mit einer bestimmten Micronage in der Leber fehlte

- Die Aminosäuren Thyrosin, Phenylalanin zu lange beim

Kartenspielen sitzen

- pathologische Aminosäuren eine geregelte Schilddrüsenfunktion verhindern

- die Zeit, in der Hormone vermehrt hergestellt werden durch z.B einen Jetlag gestört ist

- diverse Mineralstoffe und Spurenelemente nicht bereitgestellt werden

- Enzyme fehlen

- usw.

c) Antibiotika / Sulfonamide / Cortison

Nachdem jahrelang Raubbau mit Antibiotika getrieben wurde, landete es unweigerlich im Trinkwasser. Irgendwann werden wir soviel darin haben, daß Sie nicht mehr zur Apotheke laufen müssen und Ihr Arzt Ihnen rät, 3 x täglich 1 Glas Leitungswasser als Medikament zu trinken. Was ist aber mit den Menschen, die kein Antibiotika brauchen? Die kriegens wieder einmal frei Haus geliefert und können dadurch krank werden. Cortison, der große, derzeitige Renner und die Sulfonamide teilen ein ähnliches Schicksal. Was passiert mit Ihnen?

- Abwehrschwäche, durch ständige Stimulation mit Hochpotenzen von Cortison, Sulfonamiden, Antibiotika, Herzmitteln, Schmerzmitteln, Antirheumatika, Diuretika, Schilddrüsenmittel, usw.

- Aufbau resistenter Keime, die mit keinem gängigen Antibiotika mehr in den Griff zu bekommen sind

- Allergien

- Hyperaktivität bei Kindern

- Schwächung des Gesamtorganismus

- Veränderung der Pufferkapazität in Richtung Krebs

d) Zytostatika

Die Zahl der Krebskranken ist ansteigend, die Menge der giftig roten, grünen, gelben und blauen Substanzen, die in Kranke infiltiert werden auch. Dabei können die Wenigsten mit diesem Giftcocktail gerettet werden. Aber „die Forschung läuft auf Hochtouren". Wann besinnt sich der Mensch wieder auf eine „normale" Lebensweise, beseitigt seine psychischen Störungen, schaltet einen Gang zurück, verarbeitet seine Emotionen, trennt sich von dem, was ihn hindert gesund zu sein, trinkt gesundes Wasser, ißt gesunde Lebensmittel, jene, die das „Leben vermitteln" usw.

e) Sonstige Medikamente

Spielen Sie einmal Mäuschen in Ihrer Apotheke und schreiben Sie sich einen Tag lang auf, welche Medikamente über den Tresen gehen. Multiplizieren Sie Ihr Ergebnis mit den Apotheken Deutschlands und mit 365 Tagen. Und all dies landet in unserem Trinkwasser. Nicht zu vergessen sei die Versorgung in den Krankenhäusern mit Narkotika und Notfallmedikamenten.

f) Verstorbene

Sie geben alles, was sie an Medikamenten je geschluckt haben, restlos in den Boden. Bei Regen werden diese ins Grundwasser abgeschwemmt und stehen uns wieder zur Verfügung.

Hier sind natürlich unsere Beamtlein als erstes gefragt, die uns diese ganze Misere der Giftstoffproblematik in unserem Wasser und der Nahrung eingebrockt haben. Denn wer sitzt in den Genehmigungsgremien für immer neue, tödliche Stoffe? Warum sitzen dort immer nur die Nichtsnutze, die sich mit krummen Rücken machtgeil hochgebückt haben, in die weitgeöffneten Löcher Ihrer Oberen weit hineingekrochen sind und mit Radler-Elan die Hürden der Beförderung auf Kosten anderer genommen haben? Statt den Weisen, die mit Lebenserfahrung und Reife Für und Wider von Einzelsubstanzen abgewägt hätten und dem Konsumtreiben einzelner machtgieriger Firmen von Anfang an den Kampf angesagt hätten.

Doch dazu braucht es ein Rückgrat. Und ein Gehirn. Beides finden Sie nur vereinzelt in dieser Berufsgruppe. Darum können die meisten Beamtlein auch kein BSE bekommen. Weil die Prionen beides zur Vermehrung brauchen. Sehen Sie sich einmal ein richtiges Beamtlein an, das zu seinem Chef muß. Devot, untertänig, masochistisch veranlagt, nur noch auf die verbalen Schläge wartend und demütig empfangend. Von Durchsetzungsvermögen oder Zu-den-eigenen-Entscheidungen-stehen: Fehlanzeige.

Sie haben eine Chance: Drohen Sie Ihrem ablehnenden-sich-im-Recht-meinenden-Beamtlein mit seinem Chef und es kann sein, daß Sie hurtig alles bekommen, was Sie wollen. Denn vor dem hat er Angst. Und diese Angst sollten Sie nutzen. Für ein Beamtlein gibt es nichts schlimmeres, als aus dem Beförderungskarussel hinausgeworfen zu werden oder einen Eintrag in seine Akte zu kassieren.

Warum ist es nicht möglich, in Deutschland - oder jetzt Europa - eine Waschmaschine mit Ultraschall zuzulassen, die völlig ohne Waschmittel auskommt und aus der die Wäsche unzerknittert herausgenommen werden kann? Die schneller arbeitet und wirkliche Arbeitserleichterung schafft? Die mit einem Minimum an Wasser auskommt? Die es bereits seit Anfang der 80er gibt? Glauben Sie wirklich, es geht um Ihr Wohl als Bürger? Warum gibt es nicht schon lange das 3l Auto oder auf jedem Dach Sonnenkollektoren? Weil es um Kontrolle geht, nicht um Freiheit. Weil dieses Heer der Hirnobstipierten in unserem Lande noch immer an Stellen sitzt, wo längst Wendigere im Denken handeln sollten.

Gehen Sie einmal zu einem Ihrer regionalen Beamtlein und fragen Sie es am Freitag um 5 Minuten vor 12 Uhr nach einem Antrag. Da geht nichts mehr. Da muß es sich für den Feierabend fertig machen. Und wenn sie es gar noch fragen, was es so die ganze Woche erledigt hat, da werden Sie Ihre blauen Wunder erleben. Wenn jeder von uns sich eines dieser kleinen, unfähigen Beamtlein mindestens einmal in der Woche vorknöpft und kontrolliert, kann es sein, daß sich wieder einmal etwas in unserem Staat bewegt.

An einem schönen Morgen fuhr ich an meinem Landratsamt vorbei zum Chinesischunterricht. Die meisten Rolläden waren geschlossen. Was sagt uns das?

- Ein Beamtlein kann kein Licht vertragen, wenn es schlafen will

- Ein Beamtlein will seine Ruhe haben

- Ein Beamtlein fühlt sich vom Leben „da draußen“ attacktiert

Frage: Wie soll es sich dann mit unseren Problemen auseinandersetzen können?

Machen wir ein Spielchen. AIDS. Woher kommt das? Primäre AIDS-Fälle gibt es erst ab 1950. Als der Impfwahn begann und chemische Stoffe geboren wurden, von deren Wirkweisen keiner eine Ahnung hatte. Schwulsein war verboten. Und die Homosexuellen mußten sich vor der Meute der guten, frommen, bisexuellen Christen versteckt halten. Dann wurde Homosexualität erlaubt und es zeigten sich immer mehr gleichgeschlechtliche Paare. Mir persönlich ist ein ehrliches, schwules Paar tausendmal lieber, als ein bigottes,ständig in die Kirche rennendes, hinterfotziges Heteropaar, das nur eines im Kopf hat, wie es anderen schaden und über andere herziehen kann. Das wahre Christentum der Intoleranz.

Also, unsere Homos haben sich zu ihrer Liebe bekannt, doch dann kam irgendein Staat und meinte, alle müßten gegen Hepatits geimpft werden, nur zum „Schutz“ und als Sicherheitsmaßnahme. Denn der Staat will immer unser bestes. Es gehen Gerüchte, daß in diesem Impfstoffen AIDS-Viren in die Körper eingeschleust worden sein sollen, damit dieser „Unzucht“ ein Ende gesetzt werden könne, und der christliche, fromme, brave Normalbürger vom Anblick schwuler Pärchen befreit werden würde, die nicht nur dem Staat, sondern auch der alleinseeligmachenden Kirche ein Dorn im Auge sind. Christus war die meiste Zeit mit Männern zusammen, war er deshalb gleich schwul? Ja, ja, der Mensch ist halt doch größer als Gott. Für diese Rosenkranzschleuderer muß Christus ja ein übler Bursche gewesen sein, weil er sich auch noch mit einer Hure unterhalten hat. Igittigitt! Aber so sind sie, die guten Christen. Intolerant, frömmelnd und boshaft (Näheres in meinem Buch: Herr Pfarrer, eine Frage... ISBN 3-935805-15-2)

Doch jetzt kommt ein weiterer Gedanke. Wenn AIDS wirklich von staatlicher Seite angezettelt wurde, dann kann sich die AIDS-Forschung wieder ein Unschuldsdeckmäntelchen umhängen und mit chemischen Substanzen zu testen anfangen. An wehrlosen Tieren und an maroden Menschen. Neue Giftstoffe auf den Markt bringen, die überteuert an den Kranken gebracht werden. Kommt eine No-Name Firma mit dem gleichen Produkt auf den Markt zu einem Preis von 1/10, dann geht das Gejammere los. Daran sieht man schon, daß es den Pharmafirmen und dem Staat, der dies toleriert, nicht ums Wohl des Menschen geht, sondern nur um den Profit. Und dieses Gebaren wird von vielen Keine-Ahnung -haben-den-unschuldig-dreischauenden Beamtlein in seinem schnuckeligen Amtsstübchen genehmigt.

Spätestens, wenn der Kranke verstorben ist, dann fängt der irgendwann auf dem Friedhof zu „safteln“ an und die Gifte des Anti-AIDS-Mittels und die Viren kommen ins Grundwasser und Sie bekommen irgendwann die Hochpotenz dieser Substanzen in Ihren Körper. Hochpotenzen, die Sie nicht brauchen können und doch dauernd gegeben werden, schwächen den Körper bis zum Tod. Doch ein Beamtlein kann nicht soweit denken. Weil es nur das glaubt, was es sieht - da sind etwa 3% der ganzen Schwingungsbreite, der wir ausgesetzt sind, doch die restlichen 97% gibt es nicht. Und damit gibt es auch die Hochpotenzen im Trinkwasser für das Beamtlein nicht. Naja, Biophysik war noch nie seine Stärke. Armes Beamtlein. Du mußt noch viel lernen. Ob da allerdings die nächsten paar Leben ausreichen, wage ich zu bezweifeln. Denken Sie nebenbei auch an die vielen Intensivpatienten, die diese Medizin nicht überlebt haben, aber prall gefüllt mit Giften dem Grundwasser das Letzte geben, was sie haben.

Jetzt hebt das Beamtlein aber sein Fingerlein: „AIDS-Tote kommen in Bleisärge“. Noch besser, irgendwann gehen die auch kaputt und die Bleibelastung steigt wieder an. Gut gemacht, Beamtlein.Betoniert seine Füße ein und dann ab zu den Haien!

Spielen wir das Spiel weiter. Angenommen, AIDS ware nicht auf der Welt. Dann müßten die Homos zwar noch immer bei dem Heer der frömmelnden Christen Strafe für ihre Liebe zueinander befürchten, aber sie müßten nicht in Angst vor AIDS leben. Nun, ich lebe in Bayern und da gibt es doch tatsächlich von Regierungsseite ein klares “Nein” zur Homo-Ehe. Und die biersaufenden-ihre-königlich-bayrische-Ruhe-haben-Wollenden und Christlichkeitsfanatiker finden diese legalisierte Form des Zusammenlebens abstößig.

Meine lieben Bierdimpfl, Wirtshaussitzer, Watter (bayr.Kartenspiel) und Frauenmißachter: Was wißt Ihr vom Leben und Lieben, wenn Eure Kinder Euch ständig besoffen erleben und Ihr lallend und kotzend eure Frauen schlagt, mit denen Ihr im christlichen Bund der Ehe steht? Findet Ihr das wirklich besser und normaler? Also, irgendeiner hat Euch ins Hirn g’schißn, aber so braun, daß aus is.

Fragt sich, was schlimmer für die gleichgeschlechtlichen Liebenden ist. Den Tod ständig vor Augen zu haben oder ein Gefängnis, damit brave, fremdgehende Bürger vor ihnen geschützt sind. Nun, auf den Scheiterhaufen sind auch die Falschen umgekommen. Und die ganze Giftkocherei der Anti-Aidsmittel hätte es auch nicht gebraucht.

Übrigens: Haben Sie sich einmal überlegt, wie elektronenmikroskopisch groß ein AIDS-Virus im Verhältnis zu dem Querschnitt von einem Kondom ist? Ich habe versucht, einem renommierten Kondomhersteller in den neuen Bundesländern diese Frage zu stellen. Meine bestimmt 15 Anrufe wurden jedesmal mit fadenscheinigen Ausreden abgeblockt. Der Chef sei nicht da - nachdem er zurückgefragt wurde - , er habe keine Zeit usw. Ehrliche Auskünfte in Deutschland zu bekommen, ist nicht so einfach.

Ärzte schwören den Eid des Hippokrates. Darin heißt es unter anderem:

„Meine Verordnungen werde ich treffen zum Nutz und Frommen der Kranken, nach bestem Wissen und Urteil. Ich werde sie bewahren vor Schaden und willkürlichem Unrecht. Ich werde niemandem, auch nicht auf seine ausdrückliche Bitte hin, ein tödliches Gift verabreichen oder auch nur dazu raten."

Nun, manchmal frage ich mich, ob das beste Top down Denken so heilsam für die Kranken ist. „Ich werde sie bewahren vor Schaden" Lesen Sie nur die kleine Fluorstory noch einmal und machen Sie sich Ihren eigenen Reim darauf. „Ich werde keinem ein tödliches Gift verabreichen" Aber darum kümmern, daß es nicht geschieht, gehörte für mich auch dazu. Das Problem ist, wir bekommen die Gifte frei Haus mit dem Wasser und der Nahrung, ohne daß wir danach verlangt haben. Uns wird geraten, Leitungswasser zu trinken, das von Laborärzten abgesegnet wurde und voller Giftstoffe steckt, die uns Menschen langsam den Garaus machen. Aber Sie wissen ja, alles ist unterhalb der Grenzwerte.

Ich hoffe, Luzi hat die Hölle bereits für diese Ich-möchte-sein-wie-Gotts angeheizt und sie sind für alle Ewigkeit darin verschwunden. Und er wird die ganze Palette seiner teuflischen Möglichkeiten an ihnen mit dem gleichen Wohlwollen und der selben Lust durchführen, mit denen sie Tiere und Menschen unnötig gequält haben, obwohl sie den Eid des Hippokrates geschworen haben, Leib und Leben von Menschen zu schützen. und wie laut werden sie schreien, wenn sie die Versuchstiere werden!

Aufbereitung von Trinkwasser

Chlor und seine Verbindungen spielen unter anderem bei der Aufbereitung von Trinkwasser eine entscheidende Rolle.

Vorteile:

- ist verhältnismäßig kostengünstig

- tötet eine Vielzahl von Mikroorganismen

- Durchführung ist einfach

- lange Desinfektionswirkung

- geringe Mengen

so sagt die Industrie und das Beamtlein nickt. Top down Denken. Es wurde mit Chlor ein Stoff gefunden, der als das Non-plus-Ultra gilt, dessen Nebenwirkungen unter den Tisch gekehrt werden.
Chlor ist nur ein Faktor, der zur Aufbereitung von Trinkwasser verwendet wird. In Gegenden, wo kein Quellwasser mehr zur Verfügung steht, wird verseuchtes Flußwasser wieder „trinkbar" gemacht. Mit stolzgeschwellter Brust. Da wird belastetes Rohwasser entnommen, das durch Sand geleitet wird, indem sich größere Verunreinigungen fangen, wie Fische (!) und Treibgut. Das Wasser

stürzt nun mit Sauerstoff angereichert über Kaskaden in ein Sedimentierbecken. Das saure Wasser wird über Calcium-hydroxid künstlich auf einen erträglichen pH-Wert gepuffert. Im Sedimentierbecken setzen sich Schwermetalle ab, die Weiterleitung in einen See mit Pflanzen und Tieren erweckt den Eindruck sauberen Wassers. Die erste Pufferung des Wassers hatte nicht den Erfolg, den sich die Wissenschaftler vorstellten, also werden noch einmal Stoffe zur pH-Regulierung eingeleitet,

Im sog. Flocker werden durch Eisen(III)chlorid. die elektrostatischen Kräfte im Wasser neutralisiert und Schadstoffe flocken aus. Eine Filteranlage fängt die Ausflockungen, ein Aktivkohlefilter absorbiert Schadstoffe. Anschließend wird dieses aufbereitete Wasser mit 20% Grundwasser vermengt und durch den Boden geleitet. Es wird kälter, Bakterien, die sich nur in Wärme entwikkeln können, sterben den Kältetod. Ihre Giftstoffe verbleiben im Wasser. Die Flockengeschichte, wird bei Bedarf wiederholt, bis das Wasser für den Verrieselungsturm, in dem Metalle abgeschieden werden, bereit ist. In der Refiltrationsanlage werden die ausgeflockten Schadstoffe mit Hilfe von Styroporkugeln festgehalten. Sauerstoff wird eingeleitet, damit Mikroorganismen im Langsamsandfilter ihre Arbeit mit den Schadstoffen erledigen können. Chlordioxid - eine Mischung aus Chlor und Sauerstoff erledigt die Desinfektion und killt verbliebene Bakterien und Keime. Heraus soll hochwertiges Trinkwasser kommen.

Mein lieber Leser: Was Sie hier in Kurzform gelesen haben, hat wieder einmal mit dem typischen Top down Denken zu tun. Zuerst werden Schadstoffe auf den Markt gebracht. Von Beamtleinseite genehmigt und für gut empfunden. Das Zeug geht ins Grundwasser - konnte man ja vorher nicht ahnen, oder? Jetzt, wo alles verseucht ist, braucht es einen unbeschreiblich großen Aufwand, diese Folgen wieder zu beseitigen. Und wer bezahlt das alles? Sie! Und was passiert anschließend mit den verwendeten Substanzen? Die müssen doch irgendwo gelagert werdern? Regen drauf und dann wieder ab ins Grundwasser. Profitgleiheitsbefriedigung einzelner Firmen, die sich gesund saniert haben und noch werden, auf Kosten aller. Im Vorstand ein „unabhängiges“ Politikerlein, das Interessen vertritt....Ja, welche denn? Die seiner Wähler, die des Chemiekonzerns oder die seines prall gefüllten Geldbeutels?

Denken wir einmal wie ein Politikerbeamtlein, obwohl das wirklich schwerfällt: Es entschließt sich, in eine Partei einzutreten, obwohl es einen ordentlichen Beruf hat und ganz gut seine Familie auf ehrliche Art über die Runden bringen kann. Es profiliert sich darin, indem es kluge Reden schwingt und irgendwann in die höheren Ränge der Partei aufsteigt. Als Abgeordneter geht es auf die Straße und verteilt im Wahlkampf, Sie wissen schon, Rosen, Feuerzeuge, Schälmesser und Kugelschreiber mit einem gewinnenden Lächeln, das nur eines will: Ihr Kreuz bei der Wahl. Sie finden das Politikerlein sympatisch und tun das auch noch. Ein Startschuß für eine neue Karriere. Das Beamtlein zieht in den Bundestag und lümmelt sich wie alle anderen auch in seinen Sessel und läßt den lieben Gott einen alten Mann sein. Es ist immerhin auf die „Bundesrepopelik“ vereidigt, bekommt automatisch sein Gehalt, ob es was tut oder nicht.

Doch da geschieht es: Eine Pharmafirma sieht bei der Parteipolitik ihre Felle davonschwimmen und angelt sich das kleine, neue, unschuldige Politikerlein, um es vor seinen Karren zu spannen. Wie der Floh im Zirkus, glaubt nun das Tickerlein, Entscheidungsfreiheit im Vorstand zu bekommen und wird doch nur zum Spielball für firmeninterne Interessen. Aber das Geld stimmt, das nimmt unser Politikerlein gerne mit, man weiß ja nie, für was man das noch braucht.

Nach dem allem kann es einem wieder einmal so richtig schlecht werden. Was nehmen uns die sogenannten Volksvertreter? Ganz langsam unser Leben und unser Hab und Gut. Lehenswirtschaft im Mittelalter in die Neuzeit übersetzt. Bleibt die Frage:

Wie kommen Sie an lebendiges Wasser?

Wasser kann nur dann als lebensfördernd eingestuft werden, wenn es freiwillig und ungezwungen aus dem Boden sprudelt. Wenn es alle Gesteinsschichten durchlaufen, die harten und die weichen, sich mit allen Elementen auseinandergesetzt hat und Werte aufweist, die nicht im entferntesten irgendwelche von Menschen aufgestellte Schadstoffgrenzwerte touchiert. Dieses Wasser gibt es! Und für mich war das Erkennen und Bewußtwerdens eines solchen Wassers, dem Fund des Grals gleichgestellt. Es kommt aus bisher zwei Quellen in der Nähe von Rosenheim (zwei werden noch folgen). Diese Quellen befinden sich in Leonhardspfunzen und waren bereits zur Römerzeit bestens bekannt und wurden eifrig genutzt. Die Außergewöhnlich-keit dieses Wassers veranlaßte die römischen Heere, es mit bis nach Rom zu nehmen. Das Wort „Pfunzen" geht auf den Namen des Genius Loci, den Wasserquellgott Fontinalis, dem Schutzgott der Gegend zurück.

a) die „körperliche" Quelle

Dies ist eine eisenhaltige Quelle, die auf der materiellen Ebene ihre Wirkung zeigt. Sie bringt in den Körper die Stabilität zurück, die er braucht, um gefeit vor äußeren Angriffen zu werden, sie löst Schadstoffe, hilft den Organen, ihre normale Eigenfunktion herzustellen, schwemmt Gifte aus den Zellen, bringt den Stoffwechsel ins Gleichgewicht, hilft, ein Zuviel oder Zuwenig im Körper auszugleichen. Sie hat einen Einfluß auf das Magnetfeld im Menschen und stabilisiert es.

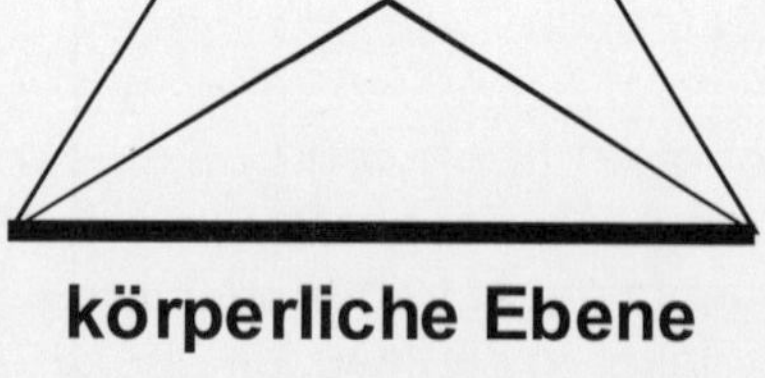

körperliche Ebene

b) die „elektrische“ Quelle

Die Zweite dringt tief in die elektrische Schicht des Menschen ein, Meridiane werden mit Energie gefüllt, Elektrosmog der Weg versperrt, die Passagepunkte der Akupunktur aktiviert, die Funktion des Nervensystems verbessert, die Gehirntätigkeit angeregt, Chakren mit Energie versorgt.

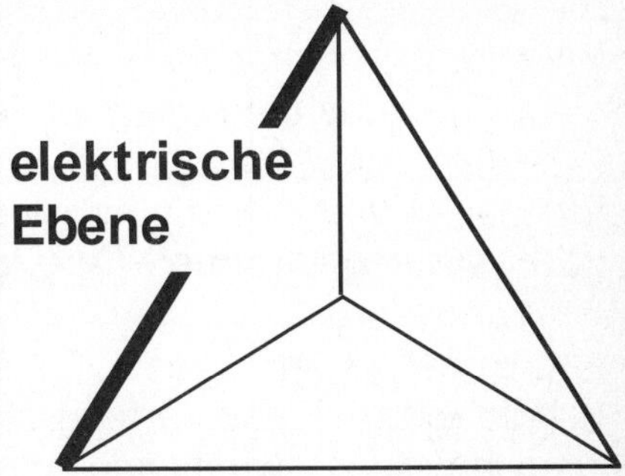

Beide Wasser sind mit der seltenen Fähigkeit ausgestattet, antibakteriell, antiviral und antifungizid zu wirken. Sie bringen „das Wasser des Lebens“ in den Körper, nach dem er schon lange lechzt und das er sofort, ohne Umschweife, in strukturiertes , gesundes Zellwasser umbauen kann .

c) die „mentale“ Quelle

Diese ist noch nicht an die Oberfläche gekommen, es wird noch einige Zeit dauern. Sie wird die Quelle sein, die dem Menschen hilft, sich selbst wieder bewußt zu werden, zu sehen, inwieweit er mitverantwortlich an dem Zustand der jetzigen Welt ist und ihm die Möglichkeit der Lösung zu bieten. Sie ist mit dem neuen Zeitalter der Polwanderung verbunden und stellt auf die neue Ebene der Schwingungen ein. Die alten homöopathischen Po-

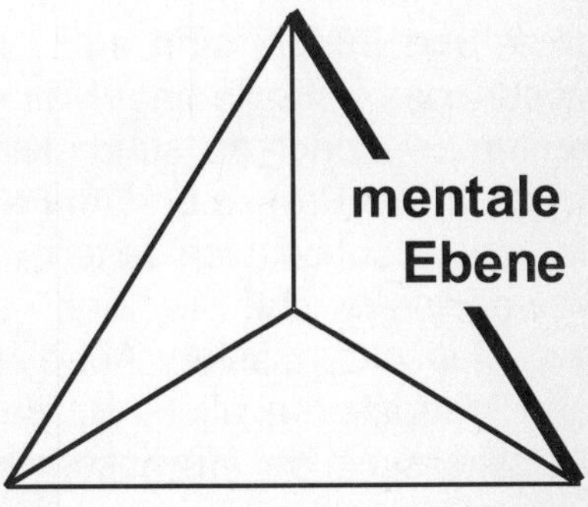

tenzen wirken bereits bei vielen Menschen nicht mehr, dies ist auch der Grund, warum ein Gros der Ärzteschaft noch immer lieber ihre Chemie-bomben verschreibt, als sich mit der „wahren“ Gesundung der Welt und des Menschen zu befassen.

d) die „synergistische“ Quelle

Sie verbindet Materie, Seele, Geist zu einem Ganzen und ermöglicht eine nachhaltige Bewußtseinsänderung. Es wird noch einige Jahre dauern, bis sie ans Licht kommt. Sie ist diejenige, die den Menschen wieder mit GOTT und der Welt aussöhnen kann.

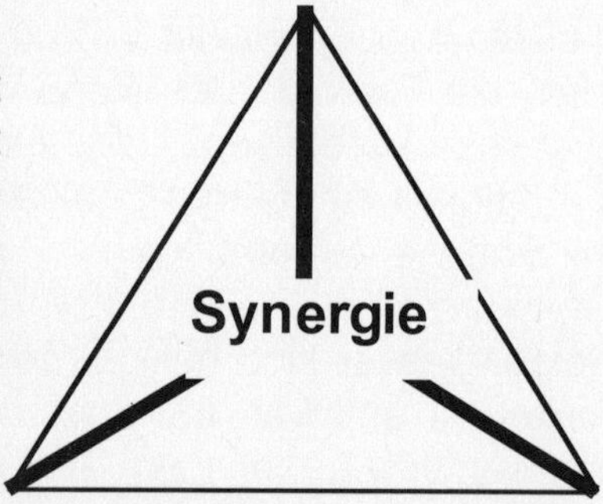

Der jetzige Besitzer ist der 13te. 13 ist eine der Fibunaccizahlen, die ein neues Weltbild schaffen wird. Und es scheint mir keiner so geeignet, als er, dieses neue Zeitalter mit aufzubauen. Es sind die Zahlen der heiligen Geometrie, die hier in diesem kleinen Ort bei Rosenheim zu wirken beginnen.

Nord- und Südpol sind aus ihrer Achse herausgedreht, ein Phänomen, das sich alle paar Millionen Jahre wiederholt. Dabei kommt es immer wieder zu schrecklichen Umweltkatastrophen, wie Sie täglich in der Presse und im Fernsehen erfahren können. Doch die Beamtlein sollen sich hüten, davon auszugehen, daß die Natur dies alleine macht. Sie haben dafür gesorgt, daß es nun schneller und intensiver passiert: Abholzen des Regenwaldes, Genehmigen von Schadstoffen aller Art, Halten der Bevölkerung mit Hilfe der Amtskirchen in der Unwissenheit, Aberkennung von Naturgesetzen usw.

Die Magnetfelder haben sich verschoben, die Sendemasten im ganzen Land, bzw. der Welt verstärken diese Schieflage und beschleunigen diese Entwicklung. Homöopatische Mittel, die mit den sogenannten D und C-Potenzen auf einem bestimmten Magnetfeld im Menschen andocken können, verlieren ihre Kraft. Ein neues Feld wurde geschaffen. Das Fibunacci-Feld. Diese Potenzen gehen sehr schnell in den Hunderttausenderbereich, haben eine weitaus durchgreifendere Wirkung und ermöglichen dem Menschen, sich mit der neuen Schwingung auseinanderzusetzen und mehr Klarheit über das Sein, das Woher und Wohin zu erhalten.

Sie wissen, ich mache gerne Spielchen.

Nehmen wir einmal alle Quellen und geben jeder die zugehörige Fibunaccizahl.

1. Quelle	8	Symbol der Unendlichkeit,Gerechtigkeit und Ungerechtigkeit, Harmonie und Disharmonie
2. Quelle	13	Auftrag, sich aus einem materiellen, profanen Leben in das Seelisch-Geistige hinein zubegeben.
3. Quelle	21	Nach dem Kampf der Materie mit dem Geist erfolgt der Sieg. Es gibt nur noch „ein" grosses Ziel, sich vom Tier- zu einem Gottmenschen zu entwickeln
4. Quelle	34	Alle Ebenen werden zu einem Ganzen ver knüpft, das Yin geht in das Yang über, die Einheit an sich tritt an den Tag, die Einfalt das, was bei den heutigen Menschen so verpönt ist.

Erinnern Sie sich noch an das Märchen vom „Wasser des Lebens?" Die beiden älteren Söhne können Sie mit den Überheblichen der Giftpantschei unserer Tage vergleichen, die alles besser als die Natur wissen und nur noch verseuchtes, totes Wasser als einzige Wasserversorgung zur Verfügung haben. Die die Stirn haben, dieses Brackwasser als „Leben“ teuer zu verkaufen und Ihnen als das einzig Wahre auftischen. Die Amtsinhaber wollen zwar das Wasser des Lebens für sich haben und sich damit brüsten, doch wissen sie weder, wie sie damit umgehen, noch wie sie diese Dimension des Reinen in ihre Gehirne bringen sollen. Da gehört schon mehr dazu, als nur Grenzwerte aufzustellen. Dies ist vergleichbar den Rittern, die versucht haben, mit aller Macht und allen Tricks das Schwert Exkalibur aus dem Stein zu ziehen und es nicht geschafft haben, weil ihnen die Reinheit eines Artus fehlte.

Die Ereignisse Anfang dieses Jahres in Bezug auf die St. Leonhardsquelle deuten für mich auf das Nicht-verstehen-Können, welchen Schatz es in der Region gibt, von Seiten der Behörden hin. Es wurden Bakterien im Wasser gefunden. Soweit, sogut. Das Landratsamt schloß den Betrieb. Der Fehler lag bei der Wasserabfüllung. Der wurde beseitigt. Die Quelle nicht geöffnet, weil die Wasserproben nicht korrekt waren. Einige entsprachen den „Vorschriften“ andere sagten genau das Gegenteil. Bis der Fehler gefunden wurde. Er lag auf Beamtleinseite.

Der äußerst gutmütige Betreiber schrieb:

„Die Ursache des langen Stillstands der St. Leonhardsquelle ist nun endlich aufgeklärt. Die Laboruntersuchungen waren der Knackpunkt.Wir waren oft ratlos, wie es möglich ist, daß unsere Wasserproben aus der gleichen Abfülllung bei den verschiedenen Labors die Ergebnisse bis zu 100% differierten.

Nach der Mineral- und Tafelwasserverordnung ist die Vorschrift der Laboruntersuchungen - entweder bei 37° eine Bebrütungszeit von 4 Stunden, hier dürfen bis zu 20 Keimkolonienzahlen erreicht werden.

Bei unseren Wasseruntersuchungen ist nun folgendes passiert: Alle Labors haben 48-68 Stunden bebrütet, sowohl bei 37° als auch bei 20°.

Wir hatten Reihenuntersuchungen, die allesamt im Rahmen lagen, aber die meisten Untersuchungen wurden von uns am Freitag eingeschickt. Ungefähr um die Mittagszeit (12.00 Uhr) wurden diese Proben angesetzt. Die 37°, wie die 20 ° wurden dann am Montag zwischen 8.00 und 9.00 Uhr abgelesen, das sind ca. 68 Stunden.Bei 68 Stunden hatten wir eine 2,5 mal zu lange Bebrütungszeit.

Bei 20° lagen wir, obwohl die Bebrütung 28 Stunden zu lang war, bei allen Proben noch innerhalb der zulässigen Keimzahlen.

Bei 37° wurde 3x länger bebrütet als Vorschrift ist. Dort sind wir zum Teil über den zulässigen Grenzwerten. Dies ist der Beweis, daß es sich bei der St. Leonhardsquelle um ein lebendes und kein steriles, totes Wasser handelt.

Bei vorschriftsmäßigen Untersuchungen wären unsere Proben seit ca. 5 Wochen in Ordnung. Wir hätten somit nur einen Stillstand von max. 3-4 Wochen hinnehmen müssen.

Wir vermeiden grundsätzlich alles, um unser Wasser steril zu bekommen, weil wir lebendes Wasser produzieren und dies auch so haben wollen. Die meisten Brunnen, vor allem die großen, wie auch fast alle kommunalen Wasserversorgungen setzen irgendeine Technik ein, um sich vor den Keimen zu schützen.

Die meisten Wasserversorger haben UV-Bestrahlung, große Wasserbetriebe arbeiten mit Ozonierung oder Sterilfilteranlagen.

Alle diese Methoden bekämpfen nicht nur Keime, sondern töten auch das Wasser, bzw. beeinträchtigen es negativ.

Ein lebendes Wasser, wie die Leonhardsquelle wird mit leichten Verkeimungen, die aus der Umwelt, der Luft und aus technischen Geräten entstehen, durch die Lebendigkeit selbst fertig. Wir können dies stets belegen, da unsere beanstandeten Wässer, wenn sie nach vier Tagen nochmals untersucht wurden, immer bakteriologisch einwandfrei waren."

Anmerkung der Autorin: Etwas außergewöhnlich Gutes muß bis zu einem gewissen Grad um seine Existenz kämpfen.

Kommen wir zu einem weiteren Baustein unseres Lebens, dem Salz. Dabei ist nicht das NaCl gemeint, daß uns unsere Beamtlein zu unserem „Wohle" auftischen, sondern die Gesamtheit des ursprünglichen Salzes.

Salz ist wertvoller als Gold

Es war einmal ein König, der hatte drei Töchter, die er wie seinen Augapfel hütete. Als sein Haar schneeweiß wurde und die Glieder ihm den Dienst versagten, dachte er oft darüber nach, welche von seinen Töchtern nach seinem Tode Königin werden solle. Das bereitete ihm nicht geringe Sorgen, denn er hatte alle drei sehr lieb.

Schließlich kam ihm der Gedanke, jene zur Königin zu bestimmen, die ihn am meisten liebe. Gleich rief er seine Töchter zu sich und sagte zu ihnen: „Liebe Töchter, wie ihr seht, bin ich schon alt und weiß nicht, ob ich noch lange bei euch sein werde. Deshalb will ich festlegen, welche von euch nach meinem Tode Königin werden soll. Vorher aber möchte ich gern wissen, meine Kinder wie mich jede von euch liebt. Nun, älteste Tochter, sag du zuerst: Wie liebst du deinen Vater?"

„Ach, mein Vater, Ihr seid mir lieber als Gold", erwiderte die älteste Tochter und küßte ihrem Vater schmeichelnd die Hand.

„Nun gut. Und du, mittlere Tochter, wie liebst du deinen Vater?“

„Oh, mein lieber Vater, ich liebe Euch wie meinen Jungfernkranz!“ versicherte ihm die mittlere Tochter und schmiegte sich an ihn.

„Nun gut. Und du, jüngste Tochter, wie liebst du mich?“ fragte der König schließlich die dritte, die Maruschka hieß.

„Ich, lieber Vater, liebe Euch wie Salz“, erwiderte Maruschka und sah ihn liebevoll an.

„Du nichtsnutziger Fratz, du liebst unseren Vater nicht mehr als das Salz?“ brausten die älteren Schwestern auf.

„Ja, wie das Salz!“ wiederholte Maruschka wahrheitsgemäß und betrachtete ihren Vater noch liebevoller.

Der König aber zürnte ihr, daß sie ihn nur so liebe wie das Salz, eine derart gewöhnliche, alltägliche Sache, die jeder hat und haben kann und der keiner besondere Beachtung schenkt. „Geh, fort aus meinen Augen, wenn du mich nicht höher achtest als ordi-näres Salz!“ schrie der König Maruschka an und fügte hinzu: „Wenn einmal solche Zeiten kommen, daß den Menschen das Salz wertvoller erscheint als Gold und Edelsteine, dann kannst du dich wieder sehen lassen - dann wirst du Königin!“ Er war fest davon überzeugt, daß das niemals der Fall sein werde.

Maruschka, die gewohnt war, ihrem Vater aufs Wort zu gehorchen, verließ augenblicklich das Schloß. In ihren Augen standen Tränen, und ihr Herz war voll Kummer. Es schmerzte sie, daß ihr Vater sie verjagte und nicht erkannte, daß sie ihn nicht weniger als ihre Schwestern liebte. Da sie nicht wußte, wohin sie ihre Schritte lenken sollte, ging sie immer der Nase nach, über Berg und Tal, bis sie in einen tiefen Wald kam.

Urplötzlich vertrat ihr eine alte Frau den Weg. Maruschka grüßte freundlich, und die Alte dankte. Als sie Maruschkas tränenfeuchtes Gesicht sah, fragte sie, warum sie weine.

„Ach, Großmutter, wozu soll ich Euch das erzählen? Ihr könnt mir ja doch nicht helfen“, erwiderte Maruschka. „Sag es mir nur, Mädchen, vielleicht weiß ich Rat. Graue Haare wissen oft viel“, sagte darauf die Alte.

Da erzählte Maruschka der Alten alles und fügte weinend hinzu, es liege ihr nichts daran, Königin zu werden, doch wünsche sie von Herzen, ihren Vater davon zu überzeugen, daß sie ihn innig liebe.

Die Alte glaubte Maruschka. Übrigens hatte sie schon im voraus gewußt, was ihr Maruschka erzählen würde, denn sie war eine weise Frau, eine Wahrsagerin. Freundlich nahm sie Maruschka an der Hand und fragte sie, ob sie nicht Lust habe, bei ihr zu arbeiten.

Ohne sich lange zu besinnen, sagte Maruschka, sie gehe gerne mit, wußte sie doch noch nicht, wo sie ihr Haupt hinbetten sollte.

Hierauf führte die weise Frau das Mädchen in ihre Waldhütte und gab ihr dort erst einmal zu essen und zu trinken. Das war Maruschka sehr lieb, denn sie war schon recht hungrig und durstig.

Als sie gegessen und getrunken hatte, wurde sie von der Alten gefragt: „Kannst du Schafe hüten? Kannst du sie melken? Kannst du spinnen und Leinen weben?“

„Das kann ich nicht“, sagte Maruschka, „aber wenn Ihr mir sagt, wie es gemacht wird, will ich es gewiß gut machen.“

„Nun, ich bringe dir alles bei. Tu nur immer, was ich dir sage. Wenn die Zeit da ist, wird es dir gut zustatten kommen.“

Maruschka versprach immer folgsam zu sein und machte sich auch gleich über die Arbeit her, denn sie war ein arbeitsames und gewissenhaftes Mädchen. Während Maruschka bei der weisen Frau diente, lebten ihre Schwestern in eitel Vergnügungen. Dauernd umschmeichelten sie ihren Vater und erbaten sich von ihm jeden Tag neue Dinge. Die Älteste fand den ganzen Tag lang kein größeres Vergnügen, als sich in kostbare Gewänder zu kleiden und sich mit Gold und Silber zu schmücken. Und die Mittlere gefiel sich in Tanz und Unterhaltung.

Ein Festmahl jagte das andere und die Töchter taumelten von Freude zu Freude. Der König bemerkte bald, daß der ältesten Tochter das Gold lieber war als ihr Vater, und als ihm die mittlere Tochter eines Tages eröffnete, daß sie gern heiraten würde, sah er, daß sie ihren Jungfernkranz auch nicht besonders hoch schätzte.

Da kam ihm oft Maruschka in den Sinn und er erinnerte sich daran, wie sie ihn immer geliebt und für ihn gesorgt hatte. Und er merkte, daß er sie am liebsten als Königin gesehen hätte. In solchen Augenblicken hätte er gern nach ihr geschickt, wenn er nur gewußt hätte, wo sie weilte. Doch von ihr fehlte jede Spur. Wenn er aber wieder daran dachte, daß sie ihn nur so liebte, wie das Salz, war er stets auf Neue gegen sie aufgebracht.

Eines Tages sollte wieder ein großes Festessen sein. Da kam der Koch ganz erregt zum König gelaufen. „Herr König, uns ist ein großes Unglück widerfahren“, jammerte er „alles Salz ist naß geworden, womit soll ich nur salzen?“

„Könnt Ihr denn nicht anderes besorgen?“, fuhr ihn der König barsch an. „Ach Herr, das dauert lange, bis die Wagen aus dem fremden Land zurück kommen. Womit soll ich in der Zwischenzeit salzen?“

„Dann salze eben mit etwas anderem“, fertigte ihn der König ab. „Aber Herr König, was salzt so wie Salz?“ fragte wieder der Koch.

Darauf wußte der König nichts zu sagen, denn daß der Mensch

ohne Salz nur schwer leben kann, hatte er bisher nicht bedacht. Er wurde böse, wies den Koch aus dem Zimmer und trug ihm auf, eben ohne Salz zu kochen. Der Koch dachte bei sich: „Wie es der Herr will, so soll es geschehen“ und kochte die Speisen ohne Salz.

Das war ein sonderbares Mahl. Den Gästen wollte nichts schmekken, obwohl die Speisen sonst sehr schön aussahen und gut zubereitet waren. Da war der König sehr verdrossen. Er ließ nach allen Seiten Boten ausreiten, die Salz holen sollten. Aber alle kamen mit leeren Händen zurück und sagten, überall seien die Salzvorräte erschöpft, er herrsche überall Mangel an Salz und wer welches habe, gebe es nicht her, selbst wenn man eine Prise mit Gold aufwiege.

Nun schickte man Wagen aus, die Salz aus dem Ausland holen sollten. Bevor diese zurück waren, sollte der Koch, so befahl der König, nur Speisen kochen, die man nicht zu salzen brauchte. Der Koch dachte: Wie es der Herr wünscht, so will ich es tun. Und kochte fortan nur noch süßé Speisen und solche, zu denen kein Salz nötig war.

Aber auch diese Mahlzeiten fanden nicht den Beifall der Gäste. Und als diese sahen, daß keine andere Speisen zu erwarten waren, empfahl sich einer nach dem anderen. Das ärgerte die Töchter sehr. Aber, was nutzte es. Der König konnte keine Gäste einladen, wenn er ihnen nicht einmal Salz und Brot als Willkommensgruß reichen konnte.

Tag für Tag wurden salzlose Speisen aufgetragen und den Menschen verging nach und nach der Appetit. Jeder verlangte nur noch Salz. Auch das Vieh litt. Und Kühe und Schafe gaben weniger Milch, weil sie kein Salz bekamen. Das war eine allgemeine Plage. Die Menschen schlichen kraftlos umher und Krankheiten breiteten sich aus. Auch der König und seine Töchter wurden krank. Das Salz war so wertvoll, daß die Menschen eine einzige Prise mit dem kostbarsten, das sie besaßen, bezahlt hätten.

Da erkannte der König, was für eine köstliche Gottesgabe das Salz ist, das ihm wertlos erschienen war und er machte sich Gewissensbisse, daß er seiner Tochter Maruschka Unrecht getan hatte.

Inzwischen lebte Maruschka in der Waldhütte recht zufrieden. Sie wußte nichts davon, wie es dem Vater und den Schwestern ging. Aber die weise Frau wußte alles genau. Eines Tages sagte sie zu Maruschka: „Mein Töchterchen, ich habe dir gesagt, daß die Zeit für dich kommen würde. Nun ist es soweit, es ist Zeit, nach Hause zurückzukehren. „Ach, liebe Großmutter", wie soll ich nach Hause gehen, wenn mich mein Vater nicht haben will?" Erwiderte Maruschka und begann zu weinen.

Da erzählte ihr die weise Frau alles, was zu Hause vorgegangen war und sagte: „Weil das Salz jetzt kostbarer geworden sei, als Gold und Edelsteine, dürfe sich Maruschka wieder bei ihrem Vater sehen lassen. Nur ungern verließ Maruschka die weise Frau, die sie geliebt und die ihr vieles beigebracht hatte. Aber nach dem Vater sehnte sie sich auch. „Du hast mir treu gedient, Maruschka," sagte die Alte zum Schluß, deshalb will ich dich auch gut entlohnen. „Sag mir, was willst du haben?"

„Ihr habt mich gut beraten und gut behandelt, Großmutter. Ich will nichts haben außer einer Hand voll Salz, die ich meinem Vater als Geschenk mitbringen kann."

„Und sonst wünschst zu dir nichts?" fragte die weise Frau noch einmal. „Ich könnte dir alles verschaffen".

„Ich wünsche nichts als Salz", erwiderte Maruschka „Nun, wenn du das Salz so schätzt, soll es dir nie daran fehlen. Hier hast du eine Rute. Wenn der Wind zum ersten Mal von Mittag weht, wandere dem Winde nach, geh durch drei Täler und drei Höhen. Dann bleib stehen und schlage mit dieser Rute auf den Erdboden. An dieser Stelle wird sich die Erde öffnen und du kannst ins Erdinnere gehen. Was du dort findest, soll mein Geschenk für dich sein". Maruschka nahm die Rute, verwahrte sie gut und dankte der Großmutter herzlich. Außerdem übergab ihr die Alte einen Beutel voll Salz und Maruschka machte sich bereit zum Gehen.

Weinend nahm sie von der Waldhütte und der guten Alten, die sie noch bis an den Waldrand begleiten wollte, Abschied. Sie tröstete sich nur damit, daß sie bald wiederkommen und die Alte ins Schloß holen werde. Doch die lächelte nur über diese Pläne. „Bleib gut und brav, mein Töchterchen und es wird dir immer gut ergehen", sagte die weise Frau, als sie am Waldrand stehen blieb. Maruschka wollte ihr noch einmal danken, doch da war sie schon verschwunden. Maruschka wunderte sich darüber und es tat ihr leid, aber die Sehnsucht nach ihrem Vater ließ sie nicht länger verweilen.

Hurtig eilte sie nach Hause. Weil sie einfache Kleidung trug und ein Tuch um den Kopf gebunden hatte, erkannte man sie im Schloß nicht und wollte sie nicht zum König lassen. Die Höflinge sagten, er sei krank. „Ach, laßt mich doch zu ihm", bat Maruschka, „ich bringe dem König ein Geschenk, das kostbarer ist als Silber und Gold und das ihn sicherlich gesund machen wird. Das wurde dem König bestellt und er befahl, das Mädchen gleich vorzulassen.

Als sie zu ihm kam, bat sie, man möge ihr Brot reichen. der König befahl, sofort Brot herbei zu bringen, fügte aber hinzu, Salz haben wir leider nicht. „Aber ich habe Salz", sagte Maruschka, schnitt eine Scheibe ab, griff in ihren Beutel, streute Salz auf das Brot und übergab es samt dem Beutel dem König.

„Salz!" rief dieser erfreut aus. „Ach, Mädchen, das ist eine köstliche Gabe! Sag, wie kann ich dich dafür belohnen? Verlange von mir, was du willst. Alles sollst du haben."

„Ich verlange nichts, lieber Vater, nur daß Ihr mich so lieb habt, wie das Salz", erwiderte Maruschka mit ihrer natürlichen Stimme und nahm das Tuch vom Kopf.

Als der König seine Tochter Maruschka erkannte, sank er fast in Ohnmacht, er bat sie um Verzeihung. Doch sie liebkoste ihn nur noch und dachte nicht mehr an das Böse.

In Windeseile verbreitete sich im Schloß und in der Stadt die Kunde, daß die jüngste Königstochter zurückgekehrt sein und Salz mitgebracht habe. Da freute sich ein jeder. Ihre älteren Schwestern jedoch freuten sich nicht so sehr über die Schwester als über das Salz. Sie waren sich dessen bewußt, daß sie ihr übel mitgespielt hatten. Aber Maruschka erwähnte nichts davon und freute sich nur, daß sie ihrem Vater und den anderen helfen hatte können. Jedem, der zu ihr kam, gab sie etwas von dem Salz.

Und als der Vater sie ermahnte, nicht alles Salz zu verschenken, antwortete sie: „Es ist ja noch genug da, lieber Vater". Und tatsächlich: Soviel Salz auch aus dem Beutel genommen wurde, es nahm nicht ab. Den König hatte mit einem Schlage alle Krankheit verlassen. Er war über die Rückkehr seiner Tochter so erfreut, daß er sofort den Kronrat einberufen ließ und Maruschka als Königin einsetzte, was das ganze Volk gut hieß. Als Maruschka unter freiem Himmel zur Königin ausgerufen wurde, spürte sie plötzlich, wie ein warmer Wind ihre Wangen liebkoste. Er wehte von Mittag. Da erinnerte sie sich an das, was ihr die Alte gesagt hatte. Sie vertraute es ihrem Vater an, nahm die Rute und machte sich sogleich auf den Weg.

Wie ihr aufgetragen worden war, ging sie dem Winde nach. Als sie durch drei Täler und drei Höhen gegangen war, blieb sie stehen und schlug mit der Rute auf den Boden. Kaum hatte sie das getan, öffnete sich die Erde und Maruschka konnte in das Innere der Erde gehen. Es dauerte nicht lange, da stand sie in einem rießigen Saal, dessen Wände wie aus Eis gehauen zu sein schienen. Auch der Fußboden machte den gleichen Eindruck. Von diesem Saale aus führten Stollen nach allen Seiten. Aus denen kamen kleine Bergmännchen mit brennenden Fackeln und hießen Maruschka willkommen. „Sei uns gegrüßt, Königin, wir haben schon auf dich gewartet. Unsere Herrin hat uns befohlen, dich hier zu führen und dir alle Schätze zu zeigen, denn alles, was du hier siehst, gehört dir!“

Sie redeten von allen Seiten auf sie ein, sprangen um sie herum, liefen mit den Fackeln hin und her und krochen sogar wie die Fliegen an den Wänden auf und ab, die Wände glitzerten im Schein der Lichter aber wie Edelsteine. Maruschka konnte vor Staunen nicht sprechen und war von der Schönheit dieses unterirdischen Saales wie geblendet. Dann führten sie die Bergmännchen noch durch die Stollen. Dort hingen von der Decke Eiszapfen herab, die wie Silber glänzten. Schließlich kamen sie in einen Garten, in dem rote Rosenund andere wunderbare Blumen das Auge entzückten. Die Bergmännchen brachten eine solche Rose und reichten sie der Königin. Die roch daran, aber die Rose gab keinen Duft. „Was ist das?“, fragte sie. „Ich habe noch nie solche Schönheit gesehen“.

„Das ist alles Salz“, antworteten die Männchen. „Wirklich? So wächst Salz?“ wunderte sich die Königin und sie dachte bei sich, es wäre doch schade, etwas davon zu nehmen. Aber die Bergmännchen errieten ihre Gedanken und sagten, sie möge sich deshalb keine Sorgen machen und soviel Salz nehmen, wie sie brauche, denn selbst wenn sie täglich etwas nähme, würde es doch nie zu Ende gehen. Maruschka dankte den Bergmännchen herzlich und verließ dann den unterirdischen Raum, doch der Eingang blieb hinter ihr offen. Als sie nach Hause zurückkehrte, ihrem Vater die Rose zeigte und ihm alles erzählte, was sie gesehen und gehört hatte, erkannte der König, daß die Alte seine Tochter Maruschka reicher beschenkt hatte, als er selbst es je vermocht hätte.

Maruschka vergaß die Alte nicht. Wie sie es sich vorgenommen hatte, ließ sie gleich eine schöne Kutsche anspannen und fuhr mit ihrem Vater aus, die Großmutter als Dank für alle ihre Wohltaten ins Schloß zu holen. Doch obwohl Maruschka den Weg zur Waldhütte genau kannte, war diese nicht zu finden. Sie gingen kreuz und quer durch den Wald und suchten die Hütte wie eine Stecknadel, doch von der war nichts zu sehen und von der Alten nichts zu hören. Nun wurde Maruschka klar, wer die Alte gewesen war. Das Salz im Beutel ging zur Neige, aber Maruschka wußte ja nun, wo es wuchs, und soviel sie auch davon nahmen, es ging nicht aus.

Die älteren Schwestern gönnten Maruschka dieses Glück nicht, aber wenn sie auch vor Wut fast zersprangen, es nützte ihnen nichts, der Vater trug seine Maruschka auf Händen, und jeder liebte sie und war ihr dankbar. Maruschka aber blieb immer so bescheiden und brav, wie sie gewesen war, und vergaß die gute Alte bis zu ihrem Tode nicht.

Was ist Salz?

Salz ist, wie das Wasser, Leben. Grundbedingung für unsere Existenz. Unser gesamter Körper besteht, nachdem ihm Wasser entzogen wurde, aus Salzen unterschiedlichster Formierung. Fehlen uns wichtige Salze, sind wir nicht lebensfähig. Die Werbung verspricht uns mit „Kochsalz“ eine ausreichende Versorgung. Leider ist dem nicht so. Das Salz, das Sie in der Küche verwenden ist Gift und verantwortlich für Herz-und Kreislaufprobleme, Schlaganfälle, Schilddrüsenerkrankungen und Verdauungsprobleme aller Art. Das Wesen des Salzes besteht darin, daß es die Kraft hat, sich in Wasser aufzulösen und sich nach dem Verdunsten genau in der gleichen Art wie vorher wieder aufzubauen. Das kann nichts anderes auf unserer Welt.

Wie wirkt Salz in uns?

Alle Salze sind in unserem Körper in wässeriger Lösung, bevor sie entweder zu festen Substanzen aufgebaut werden oder im Stoffwechsel eine Rolle spielen. Sie liegen als elektrisch geladene

Teilchen vor. Der ausgeglichene Gehalt an diesen Elektrolyten sichert den osmotischen Druck in unserem Organismus. Die Flüssigkeit zwischen den Zellen und den Gefäßen wird dadurch konstant gehalten. Unser Salz-Wasserhaushalt wird durch die Nieren geregelt. Vor allem Natrium- und Kaliumionen sind an der Reizweiterleitung primär beteiligt. Fehlt eines davon, können die Nerven keine Reize mehr weiterleiten. Bitte beachten Sie, daß nicht die Substanz an sich diese Aufgabe übernimmt, sondern nur die Ionen selbst. Die zugeführte Substanz muß ausgeschieden werden. Ist der Körper dazu nicht imstande, lagert er sie ein, es kommt zu dicken Beinen, Verschlackung des Gewebes oder zu Wadenkrämpten. Bitte lesen Sie auch „Natrium" und „Kalium".

Wie entstand Salz?

Gehen wir einige Jahrmillionen zurück. Zur Zeit der Trias bedekkte Wasser weite Gebiete Süd- und Süd-Ost-Europas . Es war das Wasser des Lebens, indem sich alle nötigen Nährstoffe zur Entwicklung von Lebewesen tummelten. Damit Salzlager entstehen konnten, mußte Wasser hinter einer „Schwelle" verdunsten.Der Rücklauf in das Meer wurde so verhindert. Auf dem Grund dieses Meeres entstanden Kalk, Dolomit und mächtige Bodenschichten aus Anhydrit, eine wasserundurchläßige Schicht.

Die Sonne tat ihr Bestes und leckte das Naß nach und nach auf. Zurück blieben Salzkristalle, die bis oben hin mit Biophotonen, den Quanten des Sonneslichts und damit Leben für die Zellen angefüllt waren. Das Salz entstand in Schichten von bis zu 800 m. Der Wind blies nun Sand und Ton auf diese Schicht und dichtete sie über die Jahrtausende ab. Druck kam auf die Salzlager und preßten sie zusammen. Erde lagerte sich ab und verschloß den Zugang zum Salz. Diese Schichten sorgten dafür, daß sich das getrocknete Salz nicht mehr im Wasser lösen konnte.

Es gibt je nach Elementen unterschiedliche Salze

a) Alkalisalze

Verbindung eines Metalls der 1. Gruppe im Periodensystem und einem Nichtmetall, wie Kalium, Natrium, Lithium, Rubidium, Cäsium und Francium.

b) Erdalkalisalze

Verbindung eines Metalls der 2. Gruppe im Periodensystem und einem Nichtmetall, wie Beryllium, Magensium, Calcium, Strontium, Barium und Radium.

c) Kalisalze

Verbindung von Natrium mit Kalium

d) Meersalze

werden aus Meerwasser durch Verdunstung gewonnen. Nachteil: durch die Verklappung von Schadstoffen auf den Meeren kann es sehr viele schädliche Schwermetalle enthalten. Es handelt sich hier um raffiniertes Salz, das in seiner Struktur ähnlich dem normalen Kochsalz wirkt und im Endeffelt für unseren Körper mehr Stoffe enthält, die er nicht braucht.

e) Salzsole

natürliche, wässerige 26,5% Salzlösung, die durch das Einsickern von Oberflächenwasser in salzhaltiges Gestein eindringt. Nachteil: Ist das Wasser mit Schadstoffen belastet, kann es zu vielfältigen Störungen im Organismus führen.

f) Siedesalz

wird aus 26,5% Sole durch Verdampfen von Wasser gewonnen, ist besonders rein. Es wird in Verdampfungsanlagen zum Sieden gebracht. Dabei verdampft der Wasseranteil der Sole und das Salz kristallisiert aus. Das noch feuchte Salz wird in einer Zentrifuge vom restlichen Wasser getrennt und mit Heißluft getrocknet. Das getrocknete Salz wird als Speisesalz verwendet.

Wenn Sie mein Buch „BSE und kein Ende“, Teil 1 gelesen haben, wissen Sie, was mit den lebenden Strukturen der Milch passiert. Stellen wir uns einmal einen prächtigen Salzkristall in einem Salzdom vor, der seit Jahrmillionen im Berg wohnt. Für mich ist er ein Lebewesen, das nur einen sehr viel langsameren Rhythmus hat wie wir, den wir mit unserem schnelleren Sein nicht erfassen können.

Es tropft Wasser auf ihn und so langsam löst er sich mit seinen Nachbarkristallen auf. Er wird zur Sole. Eines Tages entsteht ein Sog und er wird mit Gewalt mit allen anderen nach oben gezogen. Das Wasser wird ihm zwangsentzogen, sodaß er nicht einmal Zeit hat, sich aus sich selbst zu formieren und es beginnt ein großes Geklaue bei jedem. Jeder geiert seinen Nachbarn Gitterstrukturen, um sich wieder komplettieren zu können. Doch seine Schönheit seine großartige Würfelstruktur, die er ursprünglich hatte, ist dahin. Er kann nur noch kleine Kristalle bauen und muß sich, zerlegt in winzige Einzelteile, mit dem Wenigen begnügen. Jeder Druck von außen, der es ihm ermöglichte, seine volle Pracht zu entfalten, fehlt ihm. Nach außen hin sehen alle wieder wie „normales“ Salz aus.

Anschließend in der Zentrifuge werden die Salzkristalle zusammengepreßt, um auch noch den letzten Halt an Wasser, und damit die Möglichkeit, sie mehr zu strukturieren, zu verhindern. Die Wärme der Heißluftanlage erinnert sie alle an eine Zeit, in der Sie mit Biophotonen und dem lebenspendenden Licht der Sonne ausstaffiert wurden, das sie zu dem gemacht hat, was sie einmal waren: Große, stattliche Strukturen. Nun sind sie zwar weiß, schmecken nach Salz, können sich in Wasser wieder lösen und vermissen doch ihre ursprüngliche, königlich-herrschaftliche Form.

Dieser Herstellungsprozeß ist eine Vergewaltigung, ein sogenannter Raffinierungsprozeß, indem man besser und raffinierter als die Natur sein will. Salz ist Leben. Durch die Verarbeitung wird ihm das Leben genommen. Seine Energie ist an die Geometrie gebunden. Geo = Erde, metrie = Maß. Der Mensch setzt sich hier wieder einmal, wie so oft, über das Erdmaß hinweg, und weiß alles besser.

g) Steinsalz

wird bergmännisch abgebaut. Es muß zur Weiterverarbeitung gebrochen und gereinigt werden. Laut Aussage eines Salzherstellers „wird es in der Regel nicht als Speisesalz verwendet." Unsere Tiere bekommen es als Lecksteine. Dieses Salz ist hundertmal besser als das, was Sie in Ihrer Küche stehen haben und sich auf die Frühstückseier kippen.

Das seltenere Mineralsalz ist strukturiert und enthält alles, was unsere Zellen zu ihrer Funktion benötigen. Es konnte nur dort entstehen, wo es tektonische Verschiebungen gab, die unter starkem Druck die Berge wie ein Apfelstrudel aufgetürmt haben. Denken Sie an das Märchen vom Salz. Da gab es kleine Männchen, die das Salz per Hand abbauten. „Das ist in der heutigen Zeit unrentabel", kommt es von den Lippen der Salzbergwerkbetreiber. Ja, ja, es geht wirklich nur noch um Profit und nicht um Ihre Gesundheit. Nun, wenn man bedenkt, daß über 90% des geborgenen Salzes in die Industrie wandert, ist nur verständlich, daß wir in der Küche nur den Abfall aus der Industrieproduktion bekommen.

Es ist die 180° Wendung, die der Mensch mit der Raffinierung eines „Nahrungsmittels" erreicht hat und es wird damit versucht, die Natur des Lügens zu überführen. Es werden alle „Verunreinigungen“, aus dem reinen NaCl herausgelöst, weil die in der Industrie nicht verwendet werden können.

Die Salzhersteller werfen hier Lebewesen und totes Material in einen Topf. Das Salz in Ihrer Küche, das Sie im Laden einkaufen, müßte mit dem Totenkopf bedruckt sein, so aggressiv verhält es sich in Ihrem Körper. Es kommt zu einer Überlastung mit den beiden Elementen Natrium und Chlor und zum Mangel an allen anderen Mineralstoffen. Dafür bekommen Sie anorganisches Jod und Fluor beigemischt und zur Rieselfähigkeit werden Zusatzstoffe beigemengt, weil die gute Hausfrau es so will. Drum werden Sie auch aufgefordert, Zusatzmineralien zuzuführen. Inzwischen ist dies ein Milliardenmarkt in Deutschland geworden. Top down Denken: Wir geben der Bevölkerung „reines“ Salz, dann hat die Vitamin-industrie auch etwas zu verdienen.

Es gibt inzwischen wieder Quellen, wo das lebenspendende Salz zu erhalten ist. Um dem Körper zu helfen, schneller seine Störungen beseitigen zu können und ihm alle „Legosteinchen“, die er braucht zur Verfügung zu stellen, habe ich dem Salz die Informationen aller Mineralstoffe, Spurenelemente, Vitamine und Aminosäuren hinzugefügt. Der Körper hat nun die Wahl, das zu nehmen, was er braucht und den Rest auszuscheiden. Es beschleunigt den Ausscheidungsprozeß von Giften, bzw. den positiven Aufbauprozeß gesunder Zellen. Ein Patent darauf ist bereits angemeldet und als Salzsole und Speisemineralsalz unter dem Namen „Hahn-it© beim Ki Chi Ki erhältlich.

Seit Dezember 2000 läuft ein Versuch auf einem Bauernhof mit 100 Kühen. Fazit: Nach ca. 4 Wochen kam der Tierarzt vorbei und fragte, ob wirklich alles in Ordnung sei, weil er nicht mehr gerufen werde. Nach weiteren 4 Wochen begannen die Tiere vermehrt Harnsäure auszuscheiden. Die Tiere strotzen vor Gesundheit und brauchen keine Medikamente mehr. Und selbst unser Kater verschmäht inzwischen Leitungswasser und bedient sich am lebendigen Wasser mit Salz.

Denken Sie an die frühere Zeit, in der Salz noch kostbarer als Edelsteine und Gold war. Da lag das Bruttosozialprodukt von Deutschland und Polen im Mittelalter bei 33% durch den Handel mit Salz.

Als der Mensch vor ca. 10.000 Jahren seßhaft wurde und Ackerbau betrieb, mußte er sich Salz als Nahrungsergänzung suchen. Als er noch Jäger war, reichte das Salz in der tierischen Ernährung vollends aus. Die Siedlungen entstanden bevorzugt an Salzlagerstätten. Die „heiligen Kriege" wurden nicht nur wegen der Christianisierung der Heiden durchgeführt, es ging grundsätzlich dabei um die Schürfrechte des Salzes am Toten Meer. Denn wer Salz hatte, hatte die Macht.

Die Kelten nannten das Salz „hal", die Schwingung, der Widerhall. Ca 300 - 400 v.Chr. entstanden sogenannte Salzstädte, wie Hallstadt, später Bad Reichenhall, Hallein usw. Der Handel mit Salz wurde lukrativ und Salzhandelsstraßen verbanden wichtige Handelsorte miteinander. Die Bekanntesten sind die „Via Salaria" in Italien, die „Salzstraße" von Lüneburg nach Lübeck, der „goldene Steig" von Passau nach Böhmen und die Salzstaße von Bad Reichenhall nach Augsburg. Noch heute gilt im englisch-sprachigen Raum das „salary" das „Salär" als das, von dem man leben kann.

An den Zentralpunkten der Straßen entstanden Städte und Handelszentren. München und Rom verdanken dem Salz ihre Entstehung. Es wurden Kriege wegen des Salzes geführt und deswegen politische Machtkämpfe ausgetragen. Die Könige sicherten sich das „Königssalz", das, im Gegensatz zum normalen Steinsalz der Bürger stärker „strukturiert" war. Durch Beobachtung erkannte der Mensch, daß Salz konserviert und gegen Bakterien wirken kann: Fische, die am Meer mit Salz überzogen waren, blieben frisch und verdarben nicht.

Salz, das weiße Gold der Erde, baut sich in einer kristallinen Struktur auf. Es ist nicht molekular, sondern elektrisch. Dies ist der große Unterschied zum Kristall. Werfen Sie einen Bergkristall ins Wasser, Sie werden ihn strukturell so herausnehmen können, wie Sie in hineinlegt haben. Geben Sie Salz ins Wasser, löst es sich augenblicklich auf, wenn Sie das Wasser verdampfen lassen umgekehrt strukturiert es sich wieder, sobald Sie Wasser hinzufügen. Salz ist perfekte Geometrie und gehört mit seiner Würfelgestalt zu den platonischen Körpern. Spielen wir ein wenig Geometrie. Klappen wir einen Würfel auf.

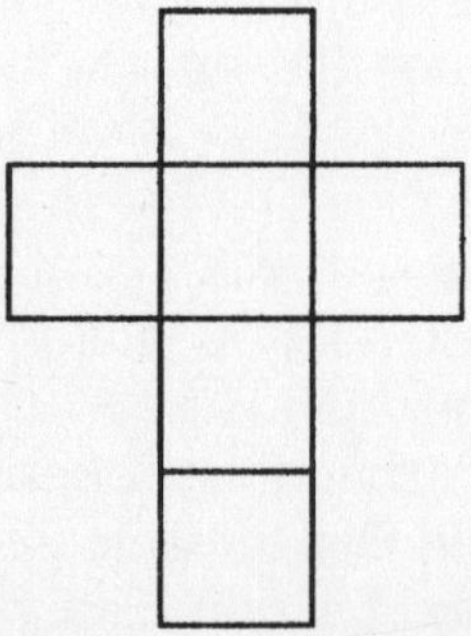

Sie erhalten 6 gleiche Flächen, die Form eines Kreuzes.Christus starb am Kreuz. Er überwand das Stoffliche, den Körper, der aus Salz besteht. Nebenbei: Er erhielt, als er Durst hatte, Essig. Denenigen, der ihm das gab, könnte man als ersten Homöopathen bezeichen, der wußte, daß Essigsäure die Säure des Todes ist, während die Magensäure aus Salz und Wasser gebildet, die Säure des Lebens ist. Neben Christus rechts und links hingen noch zwei Schächer an Kreuzen.

Jedes Kreuz läßt sich wie ein Kristall aufklappen.Wenn Sie mein Buch „Dollarzeichen in den Augen, Teil I" gelesen haben, dann wissen Sie, was es mit der Zahl 666 auf sich hat. Warum erscheint ausgerechnet diese Zahl des Tieres, des Fürsten der Finsternis, bei der Kreuzigung Christi? Christus kam in unsere Welt, um uns zu zeigen, daß es wieder einen Weg ins Licht gibt. (In „Herr Pfarrer,

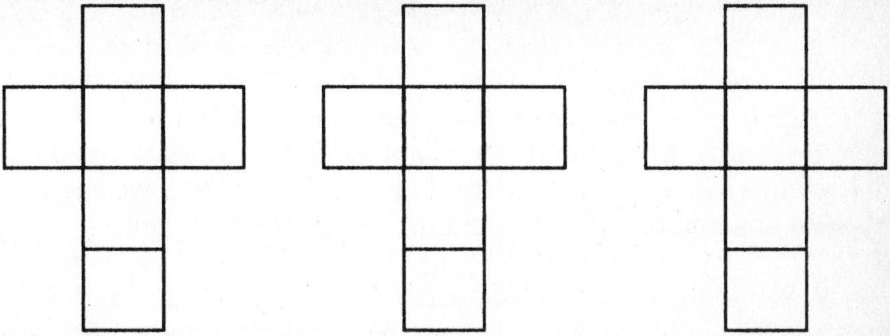

6 6 6

eine Frage... gibt es die Zusammenhänge mit dem Weltenrad). Die Überwindung des Bösen und der Dunkelheit der Zahl 666.

Stellen Sie sich eine Berghütte vor, bei der die Fensterläden und die Türe geschlossen sind. Ws passiert, wenn Sie auch nur ein Fenster öffnen? Die Finsternis muß dem Licht weichen. Sie hat im Licht keine Chance mehr und kann sich nicht mehr durchsetzen.

Zählen Sie die Zahlen zusammen, erhalten Sie 18, die Quersumme ist 9.

$$6 + 6 + 6 = 18$$
$$1 + 8 = 9$$

Die Neun hat mit Vollendung zu tun, dem Abschluß eines Abschnittes. Christus starb am Beginn des Fischezeitalters, dem tiefsten, dunkelsten Punkt, an dem die Sonne im Nadir stand und keine Kraft besitzt, dafür die Dunkelheit. Es ist der Hinweis darauf, daß im nachfolgenden Wassermannzeitalter geistiges Wissen über die Menschen „ausgegossen" werden wird. Es ist die Überwindung des Todes, der Sieg über die Dunkelheit. Der Wandel von der Materie ins Geistige. Das Abschütteln des Stofflichen und der Aufstieg ins Licht, in die nächste Dimension. Die Beendigung des

Kampfes zwischen der Weisheit und dem Intellekt.

Die Wahrheit wird wieder den Stellenwert bekommen, den sie verdient, auch wenn über Manipulationen heutzutage versucht wird, dem Bösen die Ehre zu geben. Bleibt die Frage, warum gerade in der jetzigen Zeit so viele Menschen nicht begreifen wollen und Materie ansammeln, die sie nicht mehr brauchen werden.

Die Welt versinkt im Stoffwahn und versucht damit, einer kosmischen Entwicklung zu entkommen. Krankmachende Substanzen, die unsere Regierungen und Beamtlein genehmigt haben, nehmen dem Menschen die Chance, innerlich reif zu werden und sich in das Erdenzeitalter eingliedern zu können. Da sich die Natur nicht von gottähnlichen Gestalten überrumpeln läßt, wird sie dafür sorgen, daß der Mensch über das Leid, über die Krankheit, seine Lektionen lernt. Wobei wir immer die Chance hätten, aus der Erkenntnis zu leben. Es gibt viele Texte auf Erden, die den Weg weisen können, doch ich muß selbst danach suchen. Mit einer von elektromagnetischen Strahlen zugeballerten Birne durch Handys und sonstige Geräte werden sie nicht gefunden und die Überraschung wird groß sein, wenn die so geistig Behinderten eines Tages vor vollendeten Tatsachen stehen werden.

Wozu braucht unser Körper Mineralsalz?

Er hat eine Menge von 0,97% Salzen, auf die er aufbaut. Salze spielen bei allen Lebensvorgängen eine wichtige Rolle. Ohne sie hätten wir ein Leben auf der Erde. Jedes kleinste Teilchen in uns besteht aus Ionen, Elektrolyten. Die Transportflüssigkeit ist strukturiertes Wasser, sofern wir Schadstofffreies zu uns nehmen.

Dies macht unsere Gesundheit aus: Die richtigen Salze in einer für uns adäquaten Form und lebendiges Wasser. Mehr bräuchten wir nicht, um gesund zu bleiben.

Denken Sie einmal an einen Verkehrsunfall. Was bekommen die Verunglückten? Kochsalzlösung, um die Nervenleitungen im Körper und die Versorgung des Gehirns aufrecht zu erhalten. Krankheit ist ein Defizit an Energie. Gebe ich sie dem Körper wieder, hat er die Chance, sich wieder zu regenerieren.

Geben Sie sich einmal handelsübliches Salz auf die Zunge. Sie werden das nicht lange aushalten, weil es höllisch zu brennen beginnt. Sie werden für Stunden ein pelziges Gefühl im Mund haben, weil Ihre Geschmacksnerven irritiert sind. Was macht Ihr Körper? Er versucht mit Wasser, dieses NaCl-Gemisch zu lösen. Er nimmt dazu das mühsam strukturierte Zellwasser auf Kosten der Zellenergie. Er braucht die 23fache Menge, um 1g handelsübliches Salz zu lösen und Sie nehmen dafür den Holocaust tausender von Zellen in Kauf und Ihr Körper dehydriert.

Er kann das leider nur eine zeitlang machen, dann fängt er an, Wasser im Gewebe zu binden und baut eine Müllhalde für alles auf, was Sie essen. Wenn Ihr Körper kein Zellwasser mehr zur Verfügung hat, kristallisiert das Salz. Am liebsten an Knochen und Knochenübergängen. Sie wundern sich dann, daß Sie höllische Rückenschmerzen haben oder Ihr Arzt Ihnen eine Arthrose bescheinigt. Das sind Ablagerungen in Folge des Salzes, das Sie zu sich nehmen. Noch eine Kleinigkeit. NaCl ist tot und alles, was tot ist, kann man noch töter damit halten. Überall dort, wo Dinge lagern ist Tod. Bei der Bundeswehr in den EPAs, Konserven in der Küche, Tiefkühlkost, Fertigprodukte usw. Sie bringen sich mit diesem Salz jeden Tag ein Stückchen näher zu Ihrem Tod.

Kennen Sie die Ärzte, die zu ihren Patienten sagen, daß sie kein Salz essen dürfen? Die Hochdruckpatienten, die Nierenkranken? Vorsicht: Die dürfen das tödliche NaCl nicht essen, das stimmt, doch es gibt eine Alternative, das Mineralsalz.

Die Herstellung von NaCl erinnert mich an das Wildern in GOTTES Schöpfungsgarten (darüber gibt es auch ein Buch). Es ist vergleichbar einem Apfel, den die Forschungsgeilen auseinander geschnitten haben und behaupten, sie könnten ihn wieder ganz machen und an den Baum zum Weiterwachsen hängen. Idioten! In einem Apfel finden Sie übrigens alles, was, Sie täglich brauchen Denken Sie nur an das englische Sprichwort: „An apple a day, keeps the doctor away“, sofern Sie nicht einen von den Supergescheiten zusammengepappten Apfel essen.

Unser Körper ist Licht. Reines Licht. Jetzt könnten Sie einwenden. Nein, der ist Materie. Wollen Sie wieder mit mir ein Spielchen machen?

Stellen Sie sich ein Atom vor. Es besteht aus Protonen und Neutronen im Kern und Elektronen auf der Hülle. Zwischen dem Atomkern und seiner Hülle ist Luft. Nichts. Sie können jetzt sagen, ich bin aber doch feste Substanz. Ätsch. Falsch geraten. Sie sind Luft, die nur durch die rasende Geschwindigkeit der Elektronen um den Atomkern herum so aussieht, als wären sie fest. Eine Fata Morgana.

Nehmen Sie alle Atomkerne, die es auf der Welt gibt, dann passen die in eine Erbse mit dem Gewicht aller auf der Erde befindlichen Substanzen. Die gesamte Menschheit paßt etwa 62x da hinein. Sie sind also ein 300 Milliardstel Masse dieser Erbse. Das andere ist Vakuum. Nichts. Und die Elektronen sausen mit unvorstellbarer Geschwindigkeit im Abstand von 5m um diese Erbse herum. Lichtquanten im Innen und außen. Das sind Sie! Das meiste von Ihnen ist Licht. Und Sie haben es in der Hand, ob Sie leuchten , dahinflimmern oder als ewiges Licht nicht einmal zum Lesen taugen.
Richtiges Salz, Mineralsalz, so wie ER es uns in die Berge und Stollen verpackt hat, hilft uns dabei, die in dem Salz gespeicherten Lichtquanten in unsere Körper einzubauen, um irgendwann wieder ganz Licht sein zu können.

Was bedeutet das für Ihr Leben? Der materielle Kram, mit dem Sie sich umgeben, die Gesetze, die sich irgendwelche dunklen Gehirne ausgedacht haben umfaßt nur einen winzigen Bruchteil dessen, was es scheint. Schimäre. Maya. Trugbild. Und Regierungen werden sich hüten, freiwillig von ihrem Machtdenken, das sie aufgebaut haben, abzurücken oder Ihnen sonstiges Gutes angedeihen zu lassen. Wenn Sie wirklich das leben würden, wie es für uns erdacht war und was Ihnen einige Splittergruppen, die als rücc-ständig und glaubensfanatisch verschrieen sind, vorleben, dann bräuchten Sie diese staatlichen Aufpasser nicht. Dann würden Sie immer wissen, was Sie zu Ihrem und zum Wohle anderer tun müssen.

Noch ein Spielchen. Angenommen, Ihr Wagen streikt (Körper ist krank). Die Batterie ist leer (zu wenig Nährstoffe). Sie wissen, Sie haben genügend Sprit, Öl, Ihr Wagen wurde erst gewartet (Sie waren erst beim Checkup bei Ihrem Arzt). Sie suchen sich ein paar starke Zupacker (Mineralsalz), die Ihren Wagen anschieben helfen (Antagonisten, um die nötige Energie bereit zu stellen), Sie legen den ersten Gang ein (verstoffwechseln die von außen kommende Energie), die Batterie wird sich wieder auffüllen (Ihre Zellen bekommen wieder genügend Betriebsstoff).

Stellen Sie sich ein heranwachsendes Baby vor. Es wächst in der Gebärmutter beschützt in einer Salzsole von angenehmen 37°. Es macht darin die ganze Entwicklung der Evolution durch, bekommt Kiemen wie ein Fisch und verliert diese wieder. In seinen Körper lagert es Mineralsalze ein und strukturiert das Körperwasser aus dem, was es bekommt. Je nachdem, ob es dieses aus gesundem oder totem Wasser herstellen kann.

Was kann das Mineralsalz?

1. Radioaktivität

Es kann radioaktive Strahlung eleminieren, darum haben wir auch die Castortransporte. Doch hier zeigt sich wieder einmal das Top down Denken der Politiker. Die Aussage stimmt, daß Salz mit Radioaktivität fertig wird. Bedacht wurde jedoch nicht, wieviel Salz danach unbrauchbar ist und wie sich die Strahlung in andere Stollen über die morphogenetischen Felder weiterverbreitet. Aber soweit kann ein Politikerlein bekanntlich nicht denken, weil er nichts von Biophysik hält. Das fällt nicht in sein Ressor.

2. Neutralisation mit Mineralsalz

Es kommt in den verschiedenen Ebenen zu einer Neutralisation und dem Verschwinden von Beschwerden, ohne einer Unterdrükkung, wie z.B. durch Medikamente. Eine große Rolle spielt die Trägersubstanz, das lebendige Wasser. Beides zusammen trägt zur Gesundung und Gesunderhaltung bei.

a) körperlich

- ein Zuviel wird auf Normal gebracht

- ein Zuwenig wird auf Normal gebracht

- Sodbrennen verschwindet mit einer Prise Mineralsalz

- die Insulinausschüttung kommt in normale Bahnen

- bei Hauterkrankungen kommt nach einer Erstverschlimmerung der pH-Wert der Haut wieder in Ordnung

- durch das Licht im Salz und in den Zellen wird Krebs vorgebeugt

- Die Verdauung reguliert sich

- Leberwerte normalisieren sich

- Belastungen in der Wirbelsäule verschwinden durch den Abbau der abgelagerten anorganischen Minerale

- Rheuma verzieht sich

b) psychisch

- Bei Alzheimer werden die anorganischen Salze (u.a.Aluminium) aus dem Gehirn gelöst, der Patient gehört wieder dem Leben

- bei Depressionen

- bei Parkinson

c) mental

- die Öffnung nach OBEN

- neue Wege tun sich auf in der Lebensgestaltung

- das Leben bekommt wieder den Sinn, den es für Sie haben soll

- Sie bekommen wieder die Energien, die Sie mitgebracht haben, Blockaden lösen sich.

3. Information

Lebendiges Wasser und Mineralsalz kann Ihren Körper wieder „in Form" bringen, indem Sie sich selbst darüber informieren und dem Körper die nötigen Stoffe zuführen, die er braucht, um gesund zu werden und zu bleiben.

Krebs

Wenn ein Arzt zu Ihnen sagt: „Sie sind unheilbar krank“, dann ist das ein sich-über-die-Natur-Stellen, weil der Onkel Doktor mit seinem Wissen nicht mehr weiterkommt. Er ist mit seinen Fähigkeiten nicht in der Lage, Ihnen die Information zu geben, die Ihrem Körper hilft, seine ursprüngliche Form der Gesundheit anzunehmen.

Das ist in etwa so, wie wenn Sie bei Ihrer Lampe das Kabel durchschneiden und den Elektriker holen.Er schraubt eine neue Birne in die Fassung, knipst die Lampe an und sie geht nicht. Er sagt Ihnen: „Da kann man nichts mehr machen, Sie brauchen eine neue Lampe, werfen Sie diese hier weg“. Anstatt sich zu bemühen, die Energieebene, das Kabel, zu reparieren und der Lampe wieder den nötigen Strom zuzuführen.

Darm

Wenn Sie Ihrem Darm wieder Information über das Mineralsalz und das lebende Wasser (Mineralsole) geben, wird er zuerst mit Durchfall antworten. Er entledigt sich aller Schlacken, die Sie ihm über degeneriertes Essen verabreicht haben. Das Salz bricht auf und unterdrückt nicht. Sie haben z.B. eine Tier-Leiche gegessen, dann bilden sich in Ihrem Darm Fäulnis- und Gärungsbakterien. Das Zeug bleibt lange im Darm und es kommt zu einer Rückvergiftung. Das Blut wird übersäuert und Überschüssiges geht in die Leber. Jede Art von Fäulnis kann ausgeschalten werden. Innerhalb 6 Minuten werden 650 Viren, Bakterien und Pilze neutralisiert, innerhalb 10-15 Minuten werden alle Elektrolyte aufgebaut. Die Mineralsole leitet Fungizide und Pestizide aus. Bitte glauben Sie jetzt nicht, daß ich ein Verfechter der vegetarischen Ernährung bin. Ein saftiges Steak ist schon etwas Feines, vor allem, wenn es mit Mineralsalz gewürzt ist, oder die Kuh selbst dieses Salz fraß.

Verkalkung

Nehmen Sie Ihren verkalkten Wasserkocher, tun Sie Salz und Wasser hinein, kochen Sie es auf, dann löst das Salz den Kalk heraus, wenn Sie dann dieses Wasser noch inhalieren, bekommen Ihre Lungen neuen Betriebsstoff. In Ihrem Geschirrspüler funktioniert das schon lange so. Nur wir Menschen dürfen unsere Verkalkungen weiter auf- statt abbauen. Mineralsalzsole ist ein hervorragendes Mittel, um Arteriosklerose vorzubeugen und einer Verkalkung, wo auch immer, zu entgehen.

Zähne

Sie kennen meine Einstellung zu Zahnpasten. Nehmen Sie etwas Mineralsalzsole und putzen Sie damit die Zähne. Sie werden überrascht sein, wie die plötzlich glänzen und sich der Zahnstein ablöst. Parodontose verschwindet nach einer Erstverschlimmerung, das Zahnfleisch fängt vermehrt zu bluten an, Bakterien und Pilze, die Karies verursachen, werden gekillt, neues Zahnfleisch baut sich auf, Antikariesbakterien formieren sich neu und Mundgeruch verschwindet mit der Zeit durch die Neutralisation.

Unterzucker

Unterzucker ist ein Wackelkontakt zwischen der Bauchspeicheldrüse und der Nebenniere. Bisher haben Sie wahrscheinlich etwas Süßes gegessen, um der Kreislaufschwäche zu entgehen. Leider hilft das nicht auf Dauer. Ein bißchen Salz und Wasser und Sie sind vitalisiert, weil die Leitungen zwischen den beiden Organen wieder funktionieren.

Die Liste wäre noch lange. Am besten, Sie probieren es einmal aus.

Stellen Sie sich vor, Sie würden wieder lebendiges Salz und Wasser bekommen.

- Um wieviel weniger krank wären Sie?

- Um wieviel mehr Lebensqualität hätten Sie?

- Um wieviel weniger müßten Sie Krankenkassenbeiträge bezahlen?

Doch auch: wieviele Arbeitsplätze würde dies kosten?
Angefangen bei den Ärzten, Heilpraktikern, Psychologen, Zahnärzten über die Pharmakonzerne, Krankenhäusern, Krankenwägen, Tankstellen, Ölfirmen usw. Die Liste ist lange. Und darum bekommen Sie diese beiden lebensspendenden Dinge nicht mehr automatisch. Es geht wieder einmal um Profit und darum, daß sich ein Beamtlein nicht vorstellen kann, daß es überhaupt so etwas gibt.

Ich habe es dank SEINER Hilfe geschafft, an die Informationen von Wasser und Salz zu kommen, es ist für mich, als hätte ich den Stein der Weisen gefunden. Zwei Dinge, die uns helfen können, gesund zu werden und zu bleiben. Täglich 1/4 l verdünnte Mineralsalzsole mit lebendigem Wasser und Sie nutzen das, was ER uns vor Jahrtausenden schon in SEINE Schöpfung zum Leben und Überleben verpackt hat: Wasser und Salz.

Sie erhalten das Mineralsalz bei uns als Sole und zum Würzen speziell aufbereitet. Nutzen Sie wieder Ihre Selbstheilungskräfte, um gesund, jugendlich, stark und vital bis ins hohe Alter zu gehen. Fragen Sie uns: Fax: 08033-59051 oder schicken Sie uns eine e-mail unter: info@kichiki.de

Ki Chi Ki

Kinesiologie - Chinesische Medizin - Kiefersfelden

Leseproben unter: www.kichiki.de

Vertrieb durch

MVV

Michaels Verlag / Vertrieb

Ammergauerstr. 80 D -86971 Peiting

Tel: 08861-59018 Fax: 08861-67091

e-mail: mvv@michaelsverlag.de

www.michaelsverlag.de

Chinesische Medizin - Feng Shui

Eva Hahn

Max und Moritz im Spiegel der Elemente - chinesische Medizin zum Schmunzeln

Wer hätte gedacht, daß im Max und Moritz alle Grundbegriffe der chinesischen Medizin stecken? Das Yin und Yang, die Beschreibung der fünf Elemente in Charakteren, die verschiedenen Elementbeziehungen und - zyklen und eine Geschichte des Lebens und des Todes. Eine spannende Reise in unsere Kindheit, die uns im Erwachsenenleben wichtige Lebenszusammenhänge vermittelt.

ISBN 3-935805-08-X

Eva Hahn

Chinesischer Mondkalender, jedes Jahr neu!

Dieser außergewöhnliche Kalender ist der Begleiter durch das jeweilige Jahr, der in einfacher und anschaulicher Weise Anleitung zu einem harmonischen Leben gibt. Neben einer persönlichen Berechnungstabelle bietet er individuelle Korrekturen mit Farben, Steinen, Ernährung usw. Dem Mediziner zeigt er Tagespunkte der chinesischen Akupunktur und ist damit unverzichtbar in der Praxis.

Jahr 2002 ISBN 3–935805–06-3
Jahr 2003 ISBN 3–935805–05-5
Jahr 2004 ISBN 3–935805–28-4
Jahr 2005 ISBN 3–935805–29-2

Eva Hahn

Fünf Elemente unter sich

Interaktionen in der Partnerschaft

Chinesische Medizin einmal anders. Es geht um Interaktio-nen zwischen den einzelnen Elementen. Wie können Sie z.B. als Erde-Element mit einem Wasser- Element umgehen, ohne in Konflikt zu geraten? Erkennen Sie Ihre Schwächen und Stärken und leben Sie Ihr Element.

ISBN 3–935805-09-8

Eva Hahn

Fünf Elemente unter sich

Kindheit und Schule

Kennen Sie das? Ihr Kind kommt von der Schule nach Hause und meint, es gehe da nicht mehr hin. Der Lehrer sei blöd. Woher kommt es, daß Kinder von einem Lehrer profitieren, bei einem anderen nur Streß bekommen? Lesen Sie über die unterschiedlichen Charaktere der chinesischen Medizin und Möglichkeiten der Stressbewältigung, um Ihrem Kind ein erfolgreiches, fröhliches Schulleben zu ermöglichen.

ISBN 3-935805-04-7

Eva Hahn

Fünf Elemente unter sich

Lehrer und Schule

Siie sind Lehrer und fragen Sie manchmal, warum komme ich mit einigen Klassen besser aus als mit anderen? Es gibt einen Zusammenhang zwischen den Geburtsjahren Ihrer Schüler und mit Ihrem eigenen. Erfahren Sie Lösungsmöglichkeiten, um nicht bereits nach 14 Tagen Schule entnervt von den nächsten Ferien zu träumen.

ISBN 3-935805-17-9

Eva Hahn

Fünf Elemente unter sich

Interaktionen zwischen Geschäftspartnern

In diesem Buch erfahren Sie etwas über sich, Ihre Geschäftspartner und warum es manchmal so schwierig ist, einen befriedigenden Konsens zu finden. Lesen Sie etwas über die Tücken bei Teamwork und warum bestimmte Menschen dafür nicht geeignet sind. Sie erfahren einiges über Gehirnstrukturen, Stärken und Schwächen von Ihnen selbst und Ihren Mitarbeitern. Analysieren Sie neue, mögliche Arbeitskollegen vor der Einstellung, um später nicht enttäuscht zu werden.

ISBN 3–935805–02-0

Eva Hahn

Chinesische Medizin - Feng Shui

Workbooks I - VII

Diese Arbeitsbücher vermitteln Ihnen umfassende Einblicke in diese fernöstliche Lehre, die in unsere westliche Welt übertragen wurde. Es handelt sich dabei um ein über 5.000 Jahre altes Wissen, das auch heute noch Gültigkeit hat. Denken Sie nur an die Akupunktur, Tai Chi, Qi Gong usw. Jedes Workbook baut auf dem vorherigen auf und wird Sie immer tiefer in diese spannende Lehre einführen. Zur Wissensüberprüfung sind Fragen im Text und am Ende jeden Bandes eingefügt, deren Lösungen sie im VII. Band finden. Machen Sie sich auf den Weg, Ihr Zuhause, Ihre Umgebung zu harmonieren und selbst streßfreier und glückliche und mit mehr Power durchs Leben zu gehen.

Workbook I

Chinesische Geschichte - die Formen des Chi - Störzonen, Teil I - Yin Yang - Entwicklung der fünf Elemente - Beschreibung der fünf

Elemente Holz, Feuer, Erde, Metall, Wasser - 13 Zyklen der Elemente - 1. Teil Max und Moritz in Verbindung mit den Elementen

ISBN 3-935805-21-7

Workbook II

2. Teil Max und Moritz in Verbindung mit den Elementen - weitere Zyklen - die acht Trigramme - Vorhimmel - Nachhimmel - das persönliche Trigramm - Beschreibung der acht Trigramme - positive und negative Bereiche - I Ging - der Clutterholic, 1. Teil

ISBN 3-935805-22-5

Workbook III

Der Clutterholic, 2. Teil - Der Bagua und Clutter - Schmerzentwicklung - Clutter in den einzelnen Himmelsrichtungen - Energien der acht Trigramme - die acht Punkte Methode (MAP) - die fünf Elemente Methode (FEM) - die Strichmännchenmethode - Grundstücksformen - Störzonen, Teil II - Hausformen - Türrichtungen - Anbauten - Fehlbereiche - Korrekturen - Heilungspunkte - Flure, Dielen - Stiegen - Möbel und Dekoration

ISBN 3-935805-23-3

Workbook IV

Schlafzimmer - Badezimmer - Wohnzimmer - Hobbyraum - Küche - Speisezimmer - Tischformen - Studios - Einzimmerappartements Lernen / Studieren - Symbole - Farben - Pflanzen und ihre Bedeutung - Geopathische Störzonen

ISBN 3-935805-24-1

Workbook V

Garten Feng Shui - Numerologie - der Lebensweg - Tageszahl - das persönliche Numerologietrigramm - Mentalebene - Emotionsebene - praktische Ebene - Denkebene - Willensebene - Aktionsebene - fehlende Zahlen - das Tic Tac Toe des Geburtsdatums - Ebene der Stärke - Ebenen der Schwäche - Blick in die Zukunft - die chinesischen Sternzeichen

ISBN 3-935805-25-X

Workbook VI

Geschäftsfengshui - das Arbeitszimmer - Seminarräume - Arztpraxen - Gebäudeeingänge - Mitarbeiter: Grundtendenz, Haupteigenschaft, Gefühl, Problemlösung, Gespräche, Partnerschaft, Organbeziehung, Streßsituation, negative / positive Emotionen - Gruppendynamik - Leistungsbeurteilung - Berechnung und Beschreibung des östlichen und westlichen Sternzeichens

ISBN 3-935805-26-8

Workbook VII

Lösungen der eingestreuten Fragen und Wissensüberprüfung der Workbooks I - VI

ISBN 3-935805-31-4

Rainer Hahn

Das Wetter in uns Teil I

Äußere Einflüsse können in unserem Körper nachhaltige Reaktionen auslösen. Dabei gibt es verschiedene Wettertypen, die sich je nach Wetterlage wohl fühlen oder krank werden. Finden Sie heraus, zu welcher Gruppe Sie gehören, Sie können einiges dafür tun, gesund zu bleiben und vom Wetter unabhängig zu werden.

ISBN 3–935805–16-0

Eva Hahn

Das Wetter in uns Teil II

In der Chinesischen Medizin wird sehr viel über die Wettertypen gesprochen. In diesem Buch erfahren Sie, wie die Elemente sich in den einzelnen Lebensabschnitten verhalten, warum der Mensch sich vom W-Typen zum K-Typen entwikkelt, und wie Sie diese Entwicklung bewußt in Ihren Alltag integrieren können, um jung und gesund zu bleiben.

ISBN 3–935805–01-2

Eva Hahn

Wasser und Salz

Aus was besteht unser Körper? Aus Wasser und Salz. Diese beiden Stoffe in Deutschland in einer zellengängigen Reinform zu bekommen, ist ungefähr so schwierig, wie von einem Ochsen Kälber zu erhalten. Machen Sie sich mit mir auf eine überraschende Reise durch den unsinnigen Vorschriften- und Paragraphendschungel, den Beamtlein zum „Wohle" von uns allen geschaffen haben.

ISBN 3-935805-00-4

Eva Hahn

Das Kreuz mit den Allergien

Laut einer Studie hat jedes dritte Kind in Deutschland bereits eine Allergie, jedes sechste Heuschnupfen. Woher kommt es, daß die Körper verrückt spielen, die Abwehr gegen ihr ureigendstes und alleiniges Individuum kämpft? Warum kommt es in der jetzigen Zeit zur Explosion der Allergien und wie können Sie selbst, ohne Cortison oder Antibiotika sich und Ihre Kinder gesund – nicht nur symptomfrei bekommen?

ISBN 3–935805–27-6

Eva Hahn

Warum?

Eltern, die ein Kind verlieren, Partner, deren Lebensgefährte verstorben ist, Kinder, die plötzlich alleine dastehen suchen nach dem "Warum gerade ich". Ein Buch mit möglichen Erklärungen und Lösungen.

ISBN 3-935805-32-2

Eva Hahn

Wildern in Gottes Revier

Die Gentherapie setzt neue Maßstäbe und sucht Lösungen im Kampf gegen die Seuchen der heutigen Zeit. Krankenkassen bezahlen Therapien, deren Erfolg zweifelhaft ist. Die Chemie ist der beste und fast schon ausschließliche Freund der Mediziner geworden. Maschinen mit ihrem Piepsen, Tuten und Ausspucken von Daten erfreuen das Kind im Medizinermann und erinnern es an die früheren Eisenbahnspiele. Embryonen werden gezüchtet, um ausgeschlachtet zu werden, nur um oberflächliche Korrekturen an Kranken vorzunehmen, die anschließend diese Neuzüchtung in ihnen weitervererben. Die zukünftigen Zauberlehrlinge, die sich anschicken, Dinge zu vollbringen, die von ihnen eines Tages nicht mehr kontrolliert werden können. Anstatt sich wieder darauf zu besinnen, woher der Mensch kommt, wie er leben soll, um gesund zu werden / bleiben und ihm ein menschenwürdiges, chemiearmes Leben mit gesundheitsfördernden Maßnahmen zu gestatten.

ISBN 3–935805–19–5

Rainer Hahn

Geisterwelten

Wissenschaftliche Erkenntnisse von Spuk, Geistererscheinungen und Forschung führen Sie in eine Welt, über die nicht gerne öffentlich gesprochen wird. Sie hat den Touch von Spinnerei. Daß es Geister wirklich gibt, können Sie von denen erfahren,die bereits einmal Kontakt mit dieser unsichtbaren Welt hatten. Sei es bei Nah-Tod-Erfahrungen, aus den Erzählungen Betroffener, ob groß oder klein oder den eigenen Erlebnissen, über die Sie sich noch nie getraut haben, zu sprechen. Es ist nicht automatisch etwas Böses oder Negatives - denken Sie nur an den Schutzengel oder sonstigen Lichterscheinungen. Machen Sie sich vertraut mit einer Dimension, die für uns weiterhin unsichtbar bleiben wird, andererseits existiert. Denn wo Greifbares ist, ist auch Unbegreifliches.

ISBN 3-935805-30-6

Eva Hahn

Mammutjagen oder Höhleputzen?

Alle Menschen sind gleich, so heißt es im Grundgesetz. Doch dabei gibt es einen Haken: Mann und Frau. Beide haben unterschiedliche Verarbeitungsmuster in ihren Gehirnen, die nicht als gleich bezeichnet werden können. Es geht hier in diesem Buch um den Kampf zwischen den Geschlechtern, der uns bei Streß immer wieder in die alten Urmuster von Angst und / oder Flucht stürzt. Das tägliche Aneinander-vorbei-Reden von Mann und Frau und die Unterschiede im Denken und Verarbeiten von Problemen.

ISBN 3–935805–03-9

Eva Hahn

Brainland

Machen Sie mit mir eine Reise von der Zeugung über die körperliche Entwicklung im Mutterleib, dem Denken des Embryos, seine Stressverarbeitung bis hin zur Geburt und die nachhaltige Einprägung in das Gehirn der ersten 9 Monate seines Lebens. Erfahren Sie etwas über die Entfaltung der Denkprozesse, die Verarbeitung von Neuem, die Verknüpfung der einzelnen Speicher des Gehirns, um Wissen abrufen zu können, die Entstehung von Legasthenie, Dyslexie, Dyskalkulie, Hyperaktivität usw. Ein unverzichtbares Buch, wenn Sie mehr über sich, Ihr Gehirn und das von anderen wissen und Abhilfe bei Fehlfunktion schaffen wollen.

ISBN 3-935805–07-1

Die dunkelschwarzen Bücher skurrilen Humors - Lebenshilfe

Eva Hahn

Wer nix wird, wird Wirt, wer das nicht wird, wird Lehrer

Dieses Buch erzählt Ihnen etwas über Schulbücher, die als „kindgerecht" bezeichnet werden, von Schreibtischtätern verfaßt wurden, an den klaren Denkstrukturen der Kinder meist vorbeigehen, weil sie verkompliziertes Beamtendenken voraussetzen und Schülern den letzten Nerv kosten. Aus der praktischen Arbeit mit völlig schulmüden Kindern, deren Lehrer oft an der Berufung vorbeigehen oder sich nicht die Mühe machen, die unterschiedlichsten Kinderseelen zu verstehen. Die Kinder als „dumm" bezeichnen, weil sie anders denken und ihnen jedes Fünkchen Selbstwert töten. Ein Buch der Lösungen für Eltern, Kinder und Lehrer, die es besser machen wollen.

ISBN 3–935805–10-1

Eva Hahn

Paradiesvogel trifft Amtsschimmel

Sie erfahren in diesem Buch den wirklichen Beginn des Beamtentums. Die Irrungen und Wirrungen, die durch einen dummen Zufall entstanden sind. ER und Luzi versuchen seit Jahrtausenden Schadensbegrenzung, doch selbst sie stehen auf verlorenem Posten, wenn es um Gesetze und deren Umsetzung/Einhaltung geht. Lesen Sie von Unbegreiflichem aus der Welt der Behörden: Ein blauer Balkon als „öffentliches" Ärgernis. Beschäftigungstherapie für die kleinen Beamtlein in ihren dunklen Kämmerlein. Bezahlt von Ihren Steuern. Lösungsmöglichkeiten beim Kampf mit Behörden allgemein über Techniken der fünf Elemente der chinesischen Medizin. Nehmen Sie Ihren Beamten auseinander, wählen Sie die richtige Taktik, um mit einer guten Strategie zu einer für Sie befriedigenden Lösung zu kommen.

ISBN 3–935805–18-7

Eva Hahn

Herr Pfarrer, eine Frage...

Die bigotte Scheinheiligkeit mit geleastem Heiligenschein und jedem Märtyrer Ehre machenden Augenaufschlägen der Demut. Die Unfähigkeit dieser religiösen Gruppen, ehrlich miteinander umzugehen. Die sozialfetischistische Komponente der Klageweiber und Rosenkranzherumschleuderer, die kirchlichen Feste mit ausuferndem Pomp, die Sammelleidenschaft von Sterbe- und Heiligenbildern und die weitausholenden Gesten beim Bestücken des Klingelbeutels prägen dieses Buch. Die Auseinandersetzung mit Glauben allgemein und dem Vorbild der etablierten Kirchen. Wenn diese Institutionen mit wirklichen Problemen konfrontiert werden, geht das ewige Licht ziemlich schnell aus. Es gibt allerdings auch Antworten auf Fragen über das Leben und den Tod, dich ich nicht von Klerikern bekommen habe.

ISBN 3 – 935805 – 15 - 2

Eva Hahn

BSE und kein Ende? Teil I

BSE spukt durch die Medien. Es vergeht kaum ein Tag, an dem Sie nicht mit Horrormeldungen überschüttet werden. Doch BSE ist nur die Spitze eines Eisberges. Seit der Indu-strialisierung im letzten Jahrhundert werden wir täglich mit den schillerndsten Kreationen der Chemielabors und der Nahrungsmittelindustrie überhäuft. Die Inhaltsstoffe dieses Zombie-Essens – mehr tot als lebendig – lesen sich wie das Zauberbuch einer bösen Hexe. Ihre Immunabwehr findet das Ganze bereits zum Verzweifeln und BSE, der neuesten Seuche wurde damit Tür und Tor geöffnet. Doch ich kann Sie beruhigen: Das ist nur der Anfang!

ISBN 3–935805–13-6

Eva Hahn

BSE und kein Ende ? Teil II

Der zweite Teil des Buches „BSE und kein Ende?“ befaßt sich mit Störfeldern geologischer Art, vom Menschen selbstgehäkeltem Elektrosmog und wie Sie sich davor schützen können. „Einige“ Pestizide, Fungizide und sonstige Vergiftungsmög-lichkeiten von Boden und Gemüse werden betrachtet, die heilbringenden Substanzen von Waschmitteln auseinandergenommen, Pilze als Bewohner Ihres Körpers, als Konservierungs- und Farbmittel unter die Lupe genommen - und Ihnen die Wahl gelassen, gesünder zu sterben oder nicht.

ISBN 3–935805–14–4

Eva Hahn

Wohnt Ihr Brechmittel auch nebenan?

Kennen Sie das? Sie tun etwas in Ihrem Haus / Ihrem Garten, was Ihnen gefällt und von dem Sie annehmen, es sei richtig und gut. Sie genießen das Leben, doch da kommt garantiert einer daher, der alles besser weiß. Es sind dies die Nörgler, die alle anderen, die etwas anders als sie machen, denunzieren, Anzeiger, die jeden Gesetzestext Sie betreffend auswendig können oder zumindest wissen, wo sie rechtlichen Beistand bekommen. Die Arschkriecher, die jedes weit geöffnete Loch aufsuchen, um gut dazustehen, die Brechmittel, die Sie veranlassen, kaum mehr aus dem Haus zu gehen vor Angst, ihnen zu begegnen und die Sie daran hindern, sich in Ihrer Umgebung wohlzufühlen, die Lauerer, die Sie auf jedem Schritt Ihres Tuns beobachten, die Kampfhähne, die glauben, alles über Anwälte und Gerichte regeln zu können usw.

Im Grunde sind diese armen Hunde. Vom lieben Gott mit Null-Ausstrahlung, geringem Denkvermögen und Mini-Selbstwertgefühl ausgestattet worden, denen es nicht möglich ist, höhere Denkstrukturen aufzubauen und den anderen als eigenständigen Menschen zu sehen. Es sind dies die Wagenburgverteidiger, die glauben, wenn sie sich ein kleines Häuschen leisten können, gehört ihnen die Nachbarschaft gleich mit dazu, sowie die ganze Umgebung. Erfahren Sie etwas über Taktiken im Kampf dagegen, ohne sich auf das gleiche, miese Niveau herunterbegeben zu müssen. Dem überflüssigsten aller Nachbarn gewidmet, den wir je hatten. Der es uns allerdings durch sein Verhalten ermöglichte, mit unseren Büchern erfolgreich zu sein. Dumm gelaufen!

ISBN 3–935805–20-9

Eva Hahn

Dollarzeichen in den Augen, Teil I

Unsere jetzige Zeit ist geprägt von der Hetze nach Geld und Besitz. Es ist die Hatz nach optimalen Renditen, ohne irgendeine Anstrengung unternehmen zu wollen. Die Jagd danach ist allerdings häufig umsonst. Warum das so ist, erfahren Sie in diesem Buch. Welche Mechanismen Sie hindern, reich zu werden und zu bleiben, welche Kindheitsmuster dafür sorgen können, daß Sie weiterhin zu den armen Schluckern gehören und welchen Manipulationen wir ausgesetzt werden, um unseren Auftrag. „Macht euch die Erde untertan“ im positiven Sinn nicht mehr erfüllen zu können. Es wäre kein „Hahnbuch“, gäbe es keine Lösungsmöglichkeiten für Ihre prekäre, finanzielle Situation.

ISBN 3–935805–11-X

Eva Hahn

Dollarzeichen in den Augen, Teil II

Reichtum ist ein heißersehntes Ziel vieler Menschen.Es hat den Touch des Über-Anderen-stehen-Wollenden und sich-alles-leisten-Könnens. Die finanzielle Freiheit spukt durch die Köpfe. Lernen Sie Ihre unbewußten und offensichtlichen Sabotageprogramme kennen, die Sie hindern, zufrieden mit dem zu sein, was Sie haben und alles auf allen Ebenen Ihres Daseins zu bekommen: Glücklich und erfolgreich im Beruf, in der Familie, in der Arbeit, in sich selbst zu sein und dadurch immer genügend Geld zur Verfügung zu haben, um das zu tun, was Sie wollen.

ISBN 3-935805-12-8